Virchows Archiv

für

pathologische Anatomie und Physiologie

und für

klinische Medizin.

Herausgegeben

von

Johannes Orth.

Inhalts-Verzeichnis zu Bd. CLI—CC

Berlin

Druck und Verlag von Georg Reimer

1910.

Virchows Archiv
für
pathologische Anatomie und Physiologie
und für
klinische Medizin.

Inhalts-Verzeichnis
zu Bd. CLI—CC des Archivs.

Die fettgedruckten Zahlen bedeuten den Band, die anderen die Seite, ein B hinter der Bandzahl bedeutet Beiheft zu diesem Bande.

A. Namenregister.

A.

Abée: Multilokulärer Echinokokkus der Leber und Echinokokkus des Beckens und des Oberschenkels **157**, 519.

Abesser: Zellhaufen in Naevi der Haut **166**, 40.

Abramow: Syphilis des Gefäßsystems **168**, 456.

— Aorta bei Syphilis **178**, 406.

— Pathogenese des Ikterus **181**, 201.

— und Rjesanow: Sirenenbildung (Sympus apus) **171**, 284.

— und Samoilowicz: Gallenkapillaren und Pathogense des Ikterus **176**, 199.

Abrikossoff: Multiples Myelom im Knochenmark **173**, 335.

— Myxödem, anatomische Befunde **177**, 426.

— Erste anatomische Veränderungen bei Lungenphthise **178**, 173.

Achúcarro (und Catola): Entstehung der Amyloidkörperchen im Zentralnervensystem **184**, 454.

Adler, H.: Pankreaszysten **177**, 154.

Akimow-Peretz (und Tschistowitsch): Amyloider Tumor der Retroperitonäaldrüsen **176**, 313.

Akutsu: Samenblasen, Lipochrome **168**, 467.

Alagna: Eigenartige Zellen in der Gaumentonsille eines Hundes **194**, 46.

Albrecht, P. A.: Arterio-mesenterialer Darmverschluß an der Duodenojejunalgrenze bzw. Magenerweiterung **156**, 285.

Albu: Harngift; experimentelle Beiträge **166**, 77.

— Ödeme und Hydropsien: experimentelle Beiträge **166**, 87.

— und Koch: Magensaftfluß, klinisch und anatomisch **157**, 1.

Almkvist: Emigrationsfähigkeit der Lymphozyten **169**, 17

D'Amato: Leberveränderungen bzw. Magen-Darmerkrankungen **187**, 435.

— Experimentelle Pathologie der Blutgefäße **192**, 86.

— Ganglienzellen bei Insolation **195**, 544.

— und Macri: Sympathische Ganglien des Magens bei Krankheiten **180**, 246.

Amenomiya: Koronararterien bzw. Papillarmuskeln **199**, 187.

Apolant: Geflügelpocke, Histologie **174**, 86.
Appelius: Über die peripherische Ausbreitung der Entzündungen der Rückenmarkshäute **197**, 314.
Arbeiter: Permeabilität der Darmwand **200**, 321.
Arnheim, G.: Kongenitale halbseitige Hypertrophie mit angeborenen Bronchiektasen **154**, 300.
— Keuchhusten und -bazillen **174**, 530.
Arnold, J.: Intravaskuläre Gerinnung und Pfropfbildung **155**, 165.
— Granulafärbung lebender Leukozyten **157**, 424.
— Granulafärbung lebender und überlebender Gewebe **159**, 101.
— Siderosis und siderofere Zellen „Granulalehre" **161**, 284.
— Fettkörnchenzellen, Granulalehre **163**, 1.
— Feinere Leberstrukturen. Zur Granulalehre **166**, 533.
— Plasmosomen und Granula der Nierenepithelien **169**, 1.
— Fettumsatz und Fettwanderung usw. **171**, 197.
— Rolle der Zellgranula bei hämatogener Pigmentierung. „Entzündliche" Zellformen **190**, 134.
— Leberglykogen und Leberzelle, Struktur **193**, 174.
— Knorpelglykogen und Knorpelzellen, Struktur **194**, 266.
Arnsperger: Dermoidzysten des Ovariums **156**, 1.
Aron, E.: Lungenventilation bei Änderung des Atmosphärendruckes **157**, 550.
— Intrapleuraler Druck beim lebenden, gesunden Menschen **160**, 226.
— Mechanik des geschlossenen Pneumothorax beim Menschen **161**, 569.
— Therapie des Pneumothorax **167**, 367.
Aron, E., Einwirkung verdünnter und verdichteter Luft auf den Tierkörper **170**, 264.
Aronsohn: Wärmebildungsort bei Gehirnstichfieber **169**, 501.
— Zuckerausscheidung nach Adrenalininjektionen und bei künstlichem Fieber **174**, 383.
Ascher, L.: Altersgesetz der natürlichen Widerstandskraft **187**, 163.
Askanazy: Entstehung der multiplen Lipome **158**, 407.
Assmann: Knochenneubildung bei osteoplastischen Karzinomen **188**, 32.
Axhausen: Luft- und Gasfüllung des Knochengewebes bzw. „Gitterfiguren" **194**, 371.
— Knochenumbau im osteoplastischen Karzinom **195**, 358.

B.

Babes: Über durch die Weigertsche Fibrinfärbungsmethode blau färbbare Anteile der kranken Niere **197**, 536.
Babo, von: Kleinzystische Entartung beider Ovarien **161**, 311.
Bähr, Ferd.: Funktionelle Knochengestalt **156**, 405.
Ballowitz: Kernarrosion und Kernfensterung **160**, 574.
— Hyperdaktylie bzw. Weichteile **178**, 1.
— Ossa sesamoidea bei Hyperdaktylie **178**, 164.
Barącz, von: Chronischer Rotz (Wurm) beim Menschen **159**, 491.
Bardeleben, H. v.: Heilung der Epidermis **163**, 498.
Basset: Hernien der Regio duodenojejunalis **190**, 510.
Bauer (und Sahli): Wirkung der sog. Fixationsabszesse **156**, 529.
Baum, E. W.: Punktförmige Kalkkörperchen der Nierenrinde **162**, 85.

Bayer, Rud.: Schleimbildendes Zystadenom der Harnblase **196**, 350.

Becher, J. A.: Riesenzellenbildung in Kankroiden **156**, 62.

Beck: Nieren mit Entwicklungshemmungen **173**, 267.

— Multiplizität maligner Tumoren bzw. Metaplasie **166**, 335.

Becker, Ph. F.: Muskelgeschwülste des Hodens **163**, 244.

Beckhaus: Blutgefäßendotheliom in einem myomatösen Uterus **190**, 177.

Beitzke: Die sog. „weißen Flecke" am großen Mitralsegel **163**, 343.

— Weg der Tuberkelbazillen von der Mund- und Rachenhöhle zu den Lungen **184**, 1.

— Ursprung der Lungenanthrakose **187**, 183.

— Infektion des Menschen mit Rindertuberkulose **190**, 58.

— Arteriitis nodosa **199**, 214.

— und Neuberg: Antifermente **183**, 169.

Benckendorff, v.: Angiom der Milz **194**, 500.

Benda: Makro- und mikrochemische Reaktion der Fettgewebsnekrose **161**, 194.

Bender, O.: Dermatitis exfoliativa nebst einer Bemerkung über Plasma- und Mastzellen **159**, 86.

Bendix (und Ebstein): Schicksal der in die Blutbahn gebrachten Purinkörper **178**, 464.

Beneke: Osteoid-Chondrosarkom der Harnblase mit Bemerkungen über Metaplasie **161**, 70.

— Anaplasie **163**, 174.

Benenati: Rhabdomyom des Hodens **171**, 418.

Bennecke, A.: Kavernöse Phlebektasien des Verdauungstraktus **184**, 117.

— Gefäßerkrankungen durch Gifte **191**, 208.

Bensen: Organveränderungen nach Schilddrüsenexstirpation **170**, 229.

Berestneff: Aktinomykose und ihre Erreger. (Besprechung.) **152**, 399.

Berka: Rhabdomyome des weiblichen Geschlechtsorgans **185**, 380.

Berner: Verschiedene Organe bei Fettgewebsnekrose **187**, 360.

— Subkutane Fettgewebsnekrose **193**, 510.

Bevacqua: Multiple Knochenperitheliome mit Lymphosarkom der Lymphdrüsen (Kahlersche Krankheit) **200**, 101.

Beyfuß: Tropenmalaria und Akklimatisation **155**, 322.

— Sog. idiopathische Leberabszesse **161**, 435.

Bibergeil (und Rosin): Leukozyten bei vitaler Blutfärbung **178**, 478.

Bielka von Karltreu: Linksseitige Doppelniere **152**, 545.

Bier, A.: Kollateralkreislauf: Rückfluß des Blutes aus ischämischen Körperteilen **153**, 306. 434.

Biffi: Spaltungsprodukte des Kaseins bei der Pankreasverdauung **152**, 130.

Biland: Fibrinöse Gerinnungen an der plazentaren Fläche des Chorion **177**, 530.

Binaghi: Wirkung von Fremdkörpern auf den tierischen Organismus **156**, 245.

Binder: Riesenzellen bei kongenitaler Lues der Leber **177**, 44.

Bing, R.: Angeborene Muskeldefekte **170**, 175.

Bingel: Hernia retroperitonaealis (Treitzii) **167**, 125.

Binswanger: Progressive Paralyse, Pathogenese und Differentialdiagnose **154**, 389.

— und Berger: Lymphzirkulation in der Großhirnrinde **152**, 525.

Bittorf: Entstehung von Höhlen im

Rückenmark und symptomlose Hydromyelie **182**, 520.
Blanck: Kryoskopie tierischer Organe, besonders der Nieren **174**, 366.
Blasius: Epidermoid der Balkengegend. Multiple Hirnhernien **165**, 504.
Blauel: Sarkome der Ileozökalgegend **162**, 487.
Bleichröder: Funktionsprüfung der Mitralklappe bei der Herzsektion **169**, 159.
— Leberzirrhose und Blutkrankheiten **177**, 435.
Blum, F.: Schilddrüse als entgiftendes Organ **158**, 495.
— Krankheiten durch Autointoxikationen **162**, 375.
— Nierenveränderungen bei Ausfall der Schilddrüsentätigkeit **166**, 403.
— L.: Parasitäre Organismen in Geschwülsten **179**, 475.
Blumenreich: Thymusdämpfung **160**, 35.
Bodon: Nekrobiotische Blutzellen, Gestalt und Färbung **173**, 485.
Bogoljuboff und Owtschinnikow: Implantation embryonaler Gewebe **192**, 474.
Bogrow (und Marzinowsky): Orientbeule, Ätiologie **178**, 112.
Böhmig: Oberkieferhöhle: epulides Zystadenom **190**, 421.
Böllke: Veränderungen der roten Blutkörperchen, klinische Bedeutung **176**, 47.
Bomhard, v.: Periarteriitis nodosa bzw. Angina staphylococc. septica **192**, 305.
Bonney: Dreifache Färbung für Zellen und Gewebsschnitte **185**, 359.
— Dreifachfärbung **193**, 547.
Bonome: Neurogliagewebe, pathologisches **163**, 441.
Borissowa: Bantische Krankheit und Splenomegalie **172**, 108.
Borrmann: Blutgefäßendotheliom **151 B**, 151.
— Blutgefäßgeschwülste **157**, 297.
— Mißbildungen am Harnapparat (Ureterverschluß, Zystenniere) **186**, 25.
— Lipom des Lig latum **189**, 431.
Borst: Pathologie der serösen Deckzellen **162**, 94.
Bouma: Retrograder Transport im Venensystem **171**, 8.
Boye (und Fuß): Kongenitale Unwegsamkeit der Leberausführungsgänge **186**, 288.
Braunwarth: Nierenzysten **186**, 341.
Bregmann und Steinhaus: Hypophysisgeschwülste **188**, 360.
Brenner: Primäres Karzinom des Ductus choledochus **158**, 253.
Brero, van: Angeborene Verwachsung von Penis und Skrotum **158**, 151.
Bregman und Steinhaus: Lymphosarkom des Mittelfells **172**, 410.
Brian: Geschwulst zwischen Niere und Nebenniere, aus Knochenmark bestehend **186**, 258.
Brion: Herzklappenatherom **162**, 545.
Brosch: Physikalische Funktionsprüfung der Atmung und ihre Bedeutung **153**, 161.
— Epibronchiale Pulsionsdivertikel **162**, 22.
— Histogenese maligner Geschwülste, experimentelle Untersuchungen **162**, 32.
— Spontane Ruptur der Speiseröhre **162**, 114.
— Vorderwanddivertikel des Ösophagus **176**, 328.
— Disposition der Speiseröhre zu Divertikeln **176**, 457.
— (und Schüller): Zur künstlichen Atmung **153**, 347.
Browicz: Formalinwirkung auf Hämoglobin **162**, 373.

Browicz: Bau der Leberzelle **168**, 1.
Brubacher: Nervendurchschneidung bzw. Struktur der Zahnpulpa **187**, 516.
Brucauff: Heilung infektiöser Nephritis, besonders der Pyelonephritis ascendens **166**, 317.
Brückmann: Tracheopathia osteoplastica (multiple Osteome der Schleimhaut der Trachea) **200**, 433.
Brügel: Dürcksche Fasern im Penis bzw. elastischer Elemente **194**, 255.
Buchholz: Ovarium des Huhnes: Hydrops follicularis, Fibrom und Adenom **198**, 488.
Buday: Proliferierendes Adenokystom der Mamma mit Flimmerepithelien **156**, 395.
— Genese des Nierentuberkels **186**, 145.
Bunge, v.: Alkoholismus und Degeneration **175**, 185.
Busch: Lymphoides Gewebe in der männlichen Urethralschleimhaut **180**, 108.
Busse: Neuroma gangliocellulare des Nervus sympathicus **151 B**, 66.
— Nierengeschwülste **157**, 346. 377.
— Geschwulstbildung in den großen Harnwegen **164**, 119.
— Chorioepitheliome außerhalb der Placenta entstanden **174**, 207.
— Zystennieren und andere Entwicklungsstörungen der Nieren **175**, 442.
— Zerreißungen und traumatische Aneurysmen der Aorta **183**, 440.
— Chondro-Myxo-Sarcoma pleurae dextrae **189**, 1.

C.

Cagnetto: Akromegalie und Hypophysentumor **176**, 115.
— Akromegalie bzw. Hypophysengeschwülste **187**, 197.
— Appendizitis **198**, 193.
Calderara: Kankroide **200**, 181.
Caminiti: Direkte Kernteilung **174**, 78.
Carl, W.: Biersche Stauung bei Streptokokkeninfektion am Kaninchenohr **194**, 79.
Carpenter: Histologie des Wurmfortsatzes **185**, 483.
Carraro: Regeneration in der Leber **195**, 462.
Cassirer: Traberkrankheit der Schafe **153**, 89.
Catola und Achúcarro: Entstehung der Amyloidkörperchen im Zentralnervensystem **184**, 454.
Cesaris-Demel: Leukozyten, Struktur und chromatische Veränderungen **195**, 1.
Christomanos: Rote Blutkörperchen bei Hämoglobinurie **156**, 582.
Ciaccio: Synzytiumendotheliom der Lymphdrüsen und Endotheliom der Lymphorgane **198**, 422.
— Masern, pathologische Anatomie und Mikrobiologie. **199**, 378.
Ciagliński (und Kramsztyk): Bluterguß im Gehirn eines Kindes. Gliosarcoma teleangiectaticum **153**, 401.
Ciechanowski und Gliński: Dünndarmatresie **196**, 168.
— — Fistulae oesophageo-oesophageales congenitae **199**, 420.
Cimbal: Geschwülste im vierten Ventrikel **166**, 289.
Claudius: Konservierung anatomischer Präparate **174**, 193.
Coca: „Fibroglia"-Fibrillen **186**, 297.
— Todesursache bei artfremder Blutinjektion **196**, 92.
Coenen: Aleuronatpleuritis des Kaninchens **163**, 84.
Cohen, Fr.: Myome des Uterus und Magens **158**, 524.
Cohn, Mich.: Morphologie der Milch **162**, 187. 406.

Collmann: Chondrodystrophia foetalis **166**, 1.
Cordes: Hoden bei Allgemeinerkrankungen, Spermatogenese, Fett in den Hoden **151**, 402.
Di Cristina: Chemische Veränderungen bei der fettigen Degeneration bzw. der anatomischen **181**, 509.
— Sekretion der Magendrüsen bzw. Innervations- und Kanalisationsstörungen **194**, 32.
Croftan: Chemischer Unterschied der Hypernephrome (Nebennierentumoren) von andern Nierengeschwülsten **169**, 332.

D.

Daels: Augentuberkulose, experimentell und anatomisch **190 B**, 90.
Daniels: Das Stroma in Sarkomen **165**, 238.
Dantchakow: Entwicklung und Resorption experimentell erzeugter Amyloidsubstanz in den Speicheldrüsen von Kaninchen **187**, 1.
— (und Stephanowitsch): Resorption von Amyloid **193**, 549.
Däubler: Beri-Berikrankheit **152**, 218.
Daus: Sekundäre Hautkrebse **190**, 196.
Davidsohn: Zwei Stadien der Amyloiderkrankung **155**, 382. 399.
— Konservierung gefärbter Amyloidorgane **159**, 570.
— Fragmentation der elastischen Fasern **160**, 538.
— Knochendeformationen bei einem Affen **171**, 167.
— Bakterienbefunde bei Leberabszessen **171**, 523.
— Pathologie der Glandula submaxillaris (Speicheldrüse) **188**, 395.
— Ätiologie des Amyloids **192**, 226.
Deetjen: Blutplättchen **164**, 239.
— Hülle der roten Blutkörperchen **165**, 282.
Deetz: Plattenepithelkrebs der Gallenblase **164**, 381.
— Angioma racemosum arteriale corporis callosi **168**, 341.
Deganello: Chondrosarkom der Skapula **168**, 265.
— Zellen des Eiters, Struktur und Granulierung **172**, 179.
De-Meser: Lykopodiumsporen im Innern eines Karzinoms der Haut **163**, 111.
Dennstedt (Gronover und Rumpf): Fettgehalt des Blutes und einiger Organe des Menschen **174**, 163.
Dewitzky: Chronische Herzklappenveränderungen, Bau und Entstehung **199**, 273.
Dienst: Atresia ani congenita und andere Mißbildungen **154**, 81.
Dieterle Athyreosis bzw. Skelettveränderungen **184**, 56.
Djewitzki: Chorionepitheliom der Harnblase **178**, 451.
— Geschwülste der Herzklappen **185**, 195.
Dohi: Argyrie **193**, 148.
Donath: Sarkom der Speiseröhre **194**, 446.
— Sarkome und Endotheliome des Magens **195**, 341.
Dreuw und Rumpel: Zellformen bei Zahngranulomen **200**, 89.
Dunin-Karwicka: Fett in Geschwülsten **184**, 414.
Dürck: Neue Art von Fasern im Bindegewebe und in der Blutgefäßwand **189**, 62.
Duval, C.: Protozoen des Scharlachfiebers **179**, 485.
Dyrenfurth, F.: Feinere Knochenstrukturen bzw. Rachitis **186**, 321.

E.

Ebbinghaus: Achseldrüsentuberkulose

bei Mammatumoren und Milchdrüsentuberkulose **171**, 472.
Eberth: Intrakranielles Teratom mesodermalen Ursprungs **153**, 71.
— Hypertrophische Leberzirrhose **158**, 387.
— und Spude: Familiäre Endotheliome **153**, 60.
Ebstein: Harnsaure Diathese bzw. Leukämie **154**, 349.
— Lipämie, Fettembolie und Fettthrombose bei der Zuckerkrankheit **155**, 571.
— Lokalisation der Hautwassersucht bei diffuser Nierenentzündung **155**, 587.
— Zur Geschichte des Englischen Schweißes **158**, 188.
— Harnsteine bei Amphibien **158**, 514.
— Das Wort „Influenza" und seine medizinische Bedeutung **172**, 520.
— Rezidive bei Pocken **173**, 575.
— Akute Hautentzündungen auf angioneurotischer Basis **174**, 198.
— Lepra in der Malerei **189**, 519.
— Rachitische Skelettveränderungen im Altertum und Mittelalter **193**, 519.
— und Bendix: Schicksal der in die Blutbahn gebrachten Purinkörper **178**, 464.
Edens: Amyloidfärbung und Amyloiddegeneration **180**, 346.
— Lokales und allgemeines Amyloid **184**, 137.
Edling: Zystadenome des Pankreas **182**, 110.
Ehlers, H.: Arteriosklerose der Pulmonalarterie **178**, 427.
— Hypertrophie der Ösophagusmuskulatur und hypertrophische Pylorusstenose **189**, 512.
— Infundibularzysten des Gehirns **199**, 542.
Ehrlich, L.: Ursprung der Plasmazellen **175**, 198.
Eichhorst: Meningo-Encephalitis haemorrhagica **151**, 285.
Eijkman und Hoogenhuize: Verbrennungstod, experimentelle Untersuchungen **183**, 377.
Eiselsberg, Frh. v.: Zur Lehre von der Schilddrüse **153**, 1.
— Die Schilddrüse. Entgegnung **154**, 569.
Eisenberg: Fettfärbung **199**, 502.
Elbe: Nieren und Darm bei Sublimatvergiftung bzw. Gefäßnervensystem beim Kaninchen **182**, 445.
Ellenbeck (und Ricker): Muskelveränderungen nach Nervendurchschneidung **158**, 199.
Eller: Uterusmyom bzw. multiple Tumoren beider Nieren **181**, 338.
Ellermann: Regeneration von Nierenepithelien **171**, 557.
Elliesen: Idiopathische Hypertrophie der Ösophagusmuskulatur **172**, 501.
Emanuel: Gliom der Pars ciliaris retinae und Netzhauttumoren **161**, 338.
Emmert: Subkutane Adrenalinwirkung **194**, 114.
Engel, C. S.: Perniziöse Anämie als Rückschlag in die embryonale Blutentwicklung **153**, 537.
Engel, H.: Glomerulitis adhaesiva **163**, 209.
Engelhardt, G.: Adenomyom des Lig. rotundum uteri **158**, 556.
— Prostata-Karzinome **158**, 568.
Engert: Geschwülste der Dura mater **160**, 19.
Erbslöh: Osteoplastisches Karzinom **163**, 20.
Erdheim: Knochen- und Bindegewebseinschlüsse in Krebsperlen **191**, 171.
Ernst: Rückläufiger Transport von Geschwulstteilen in Herz- und Lebervenen **151**, 69.
— Pseudomelanose **152**, 418.

F.

Fabian, Nägeli, Schatiloff: Leukämie **190**, 436.
Fabris: Pathogenese der Aneurysmen **165**, 439.
Fahr: Aortitis syphilitica **177**, 508.
— Mastzellen **179**, 450.
— Klappenhämatome am Herzen der Neugeborenen **184**, 274.
— Elastisches Gewebe im Herzen bzw. Diastole **185**, 29.
— Muskuläres Ventrikelvorhofsbündel (His) bzw. Adams-Stokesschen Symptoms **188**, 562.
— Chronische Nephritis bzw. Arteriosklerose **195**, 228.
Falk, E.: Mißbildung bzw. Entwicklungsgeschichte **192**, 544.
Federmann: Elastisches Gewebe im Hoden bei Tuberkulose und Syphilis **165**, 469.
Feldbausch: Rote Blutkörperchen unter Einfluß verschiedener Stoffe und ihre Bedeutung für die Gerinnung **155**, 135.
— Eosinophile Leukozyten in Tumoren **161**, 1.
Fenyvessy (und Rosin): Lipochrom der Nervenzellen **162**, 534.
Fermi: Tollwut **188**, 428.
Ferrata: Plasmosomen und Metachromasie in Leukozyten des Blutes und der blutbildenden Organe **187**, 351.
Fibiger: Pseudohermaphroditismus femininus **181**, 1.
Fichera und Scaffidi: Glomeruli, pathologische Histologie **177**, 63.
Fick, Joh.: Russellsche Körperchen **193**, 121.
— Zur Kenntnis der sog. Mischgeschwülste der Parotisgegend und zur Endotheliomfrage **197**, 472.
Fischer, B.: Chemismus und Technik der Weigertschen Elastinfärbung **170**, 285.
Fischer, B.: Lipämie, Cholesterämie. Pankreas und Leber bei Diabetes mellitus **172**, 30. 218.
— Technik der Elastinfärbung **172**, 517.
— Gallengangskarzinome. Adenome und Krebse der Leberzellen **174**, 544.
— Elastisches Gewebe der Milz **175**, 69.
— Neubildungen von Elastin in Geschwülsten **176**, 169.
Fischer, W.: Großknotige Tuberkulose der Leber, mit Syphilis (?) kombiniert **188**, 21.
Fischler: Fettgehalt von Niereninfarkten **170**, 100.
— Fettsynthese am überlebenden Organ. Fettdegeneration **174**, 338.
Franco, E.: Tuberkulose und Tumor am selben Organ **193**, 370.
Frangenheim: Multiple Primärtumoren **184**, 201.
Franke, R.: Maligne Tumoren an den äußeren Genitalien des Weibes **154**, 363.
— Carcinoma cylindrocellulare gelatinosum oesophagi. Keimversprengung **174**, 563.
Fränkel, Eug.: Akquirierte Magen-Darmsyphilis **155**, 507.
— Nekrotisierende Entzündung der Speiseröhre und des Magens bei Scharlach und Rachenphlegmone **167**, 92.
— Gangrène foudroyante und Schaumorgane **177**, 175.
— Allgemeininfektion durch den Bacillus pyocyaneus **183**, 405.
— Erworbene Dünndarm-Syphilis **199**, 131.
Frankenberger: Angeborene Atresie des Kehlkopfes **182**, 64.
Fraser, H.: Leberzirrhose mit multipler Adenombildung **165**, 540.
Frattin (und Sacerdoti): Heteroplastische Knochenbildung **168**, 431.

Freudenthal: Spontanes Entweichen von zerebrospinaler Flüssigkeit aus der Nase **161**, 328.
Freudweiler: Multiple Gliome des Rückenmarks **158**, 64.
Freund, G.: Seifenzysten der Mamma **156**, 151.
Freund, R.: Elektrizitätswirkung bzw. Magensekretion **180**, 238.
— und Thomé: Eierstocksschwangerschaft **183**, 54.
Friedemann, U.; Veränderungen der kleinen Arterien bei Nierenerkrankungen **159**, 541.
— Kleine Arterien bei Nierenerkrankungen **180**, 543.
Friedmann, F.: Kongenitale Tuberkulose und Tuberkelbazillenübertragung **181**, 150.
Fuchs: Primäres Sarkom des Magens **183**, 146.
Fujinami: Entstehung der hämorrhagischen Lungeninfarkte **152**, 61. 193.
— Myokarditis bzw. Erkrankungen der Arterienwandungen **159**, 447.
— Rhabdomyosarkom mit hyaliner Degeneration (Zylindrom) im willkürlichen Muskel **160**, 203.
— Verhalten quergestreifter Muskel an der Grenze bösartiger Geschwülste **161**, 115.
— Muskelgewebe bei der Lepra und besondere Wucherung und Hyperchromatose der Muskelkerne **161**, 159.
— Muskelkernveränderung bei Lepra (Nachtrag) **161**, 577.
Funkenstein: Osteochondrosarkome der Thyreoidea **171**, 34.
Fuß, S.: Lidspaltenfleck und sein Hyalin **182**, 194.
— Der Greisenbogen **182**, 407.
— Elastisches Gewebe im normalen und myopischen Auge **183**, 465
Fuß, S.: Bildung der elastischen Faser **185**, 1,
— und Boye: Kongenitale Unwegsamkeit der Leberausführungsgänge **186**, 288.
Fütterer, G.: Intrazelluläre Wurzeln des Gallengangssystems mit natürlicher Injektion und ikterischer Nekrose der Leberzellen **160**, 394.
— Aktinomykose der Lunge, Leber und des Herzens **171**, 278.

G.

Gallina: Endotheliom der Lymphbahnen **172**, 290.
Gambaroff: Hämatogene Siderosis der Leber **188**, 469.
Garnier (und Roger): Schilddrüse bei Pocken **174**, 14.
Gebert: Kleinzellige Infiltration der Haut **184**, 149.
Geigel: Mechanik der Expektoration **161**, 173.
— Hydrodynamisches Problem bzw. Kreislauf, besonders im Gehirn **174**, 434.
— Mißbildungen der Trikuspidalis **171**, 298.
Geißler, O.: Arterientuberkulose **186**, 135.
Getzowa: Thyreoidea von Kretinen und Idioten **180**, 51.
— Glandula parathyreoidea, intrathyreoideale Zellhaufen derselben und Reste des postbranchialen Körpers **188**, 181.
Gierke: Eisengehalt verkalkter Gewebe **167**, 318.
— Knochentumoren mit Schilddrüsenbau **170**, 464.
Giese: Fragmentatio myocardii **185**, 439.
Giffhorn: Kongenitale Atresie des Ösophagus mit Trachealfistel **192**, 121.

Glas: Gutartige Tonsillartumoren **182**, 91.

Glaser, F.: Hülle der Muskelprimitivbündel des Herzens **154**, 291.

Glaeser: Histologie und Histogenese des Uterussarkoms **154**, 250.

Glaserfeld: Kalk in der kindlichen Nierenrinde **188**, 92.

Gliński: Nebenpankreas **164**, 132.

— Dickdarmlymphosarkome **167**, 373.

— Polypenförmige Mischgeschwülste des Ösophagus **167**, 383.

— Akute Lymphämie **171**, 101.

— (und Ciechanowski): Dünndarmatresie **196**, 168.

— — Fistulae oesophageo-oesophageales **199**, 420.

Glockner: Lokales Amyloid des Larynx, der Trachea und großen Bronchien **160**, 583.

Glogner: Malariaerreger im Malayischen Archipel **158**, 444.

— Immunität gegen Malaria **162**, 222.

— Malariarezidive und ihre Behandlung **166**, 171.

— Frambösia und ähnliche Tropenkrankheiten **168**, 443.

— Darmerkrankungen bei Malaria **171**, 334.

— Beri-Beri, Muskulatur und elastisches Gewebe **171**, 389.

Glur: Rudimentäre Lungenabschnitte beim Rinde **194**, 52.

Götting: Über die bei jungen Tieren durch kalkarme Ernährung und Oxalsäurefütterung entstehenden Knochenveränderungen **197**, 1.

Gräfenberg: Metastatische Nebennierengeschwulst der Vulva **194**, 17.

Grawitz, P.: Wanderzellenbildung in der Hornhaut **158**, 1.

Gredig: Entwicklungsstörung im Kleinhirn bei Spina bifida lumbosacralis **182**, 498.

Grohé: Vita propria der Zellen des Periosts **155**, 428.

Gronover (Dennstedt und Rumpf): Fettgehalt des Blutes und einiger Organe des Menschen **174**, 163.

Grünberg, C.: Vergleichende Morphologie der Leukozyten **163**, 303.

Grünwald: Zellen im Auswurf und in entzündlichen Aussaheidungen **158**, 297.

Guelfi (und Panichi): Endokard bez. Injektion von Krebsmaterial **198**, 449.

Guleke: Nebennieren bei kongenitaler Syphilis **173**, 519.

Gümbel: Chlorom bzw. Leukämie **171**, 504.

— Histologie des Kallus **183**, 470.

Gurlt: Nekrolog für 1897 **152**, 552.

Guszmann: Experimente mit implantierten Hautstücken **181**, 391.

Gutmann, C.: Pankreas bei Diabetes **172**, 493.

— Zur Histologie des Pankreas **177 B**, 128.

Guyot: Implantationstuberkulose des Bauchfells bzw. Entzündungslehre **179**, 498.

H.

de Haan: Experimentelle Tuberkulose **174**, 1.

Habel: Über Darmatrophie **153**, 75.

Hadlich: Tumor cavernosus des Rükkenmarks **172**, 429.

— Vierfingerige Hand, kongenitale Mißbildung **174**, 392.

Haga: Spontane Gangrän **152**, 26.

Hagemeister: Fettschwund bei Zirkulationsänderungen **172**, 72.

— Fettsynthese am überlebenden Organ **178**, 169.

Halberstädter (und E. Hoffmann): Subkutane Wurmgeschwulst (Filaria volvulus) **196**, 84.

Hall, J. Walker: Wirkung der Purinsubstanzen **174**, 359.

Hall, J., (und Herxheimer): Entkapselung der Niere **179**, 153.
Hamburger, H. J.: Kohlensäure und Alkali bez. antibakteriellen Vermögens der Blut- und Gewebsflüssigkeit bes. bei venöser Stauung und Entzündung **156**, 329.
— Venöse Stauung und Kohlensäure bzw. Phagozytose **156**, 375.
Hammerschlag: Vermehrung erkrankter Lymphdrüsen **194**, 320.
Hammes: Klappenhämatome und -Gefäße **193**, 238.
Handwerck: Rückenmarksläsion durch Dystokie **164**, 169.
Hansemann: Entstehung der Gallensteine **154**, 380.
— Stellung des Adenoma malignum in der Onkologie **161**, 453.
— Anaplasie **162**, 549.
— Rachitis der Affen **172**, 174.
— Malakoplakie der Harnblase **173**, 302.
— Altersveränderungen der Ganglienzellen im Gehirn **191**, 170.
— Privatsektion im Jahre 1591 **196**, 576.
Hansen, P. N.: Hämangioendothelioma intravasculare uteri **171**, 18.
Harris: Experimentell bei Hunden erzeugte Dysenterie **166**, 67.
Hart: Zur Pathologie des Gefäßsystems **177**, 205.
— Spontane Herzruptur **180**, 273.
— Defekte der Kammerscheidewand des Herzens **181**, 51.
— Aneurysma des rechten Sinus Valsalvae aortae bez. oberen Ventrikelseptums **182**, 167.
— Bronchitische und postpneumonische Obliterationsprozesse in der Lunge **193**, 488.
Hartung: Ätiologie der primären Nebenhodentuberkulose **180**, 179.
Harvey, W. H.: Ursache der Arteriosklerose **196**, 303.
Hauser: Sogen. Gerinnungszentren u. Gerinnung entzündlicher Exsudate und des Blutes **154**, 335.
— Plastische Darstellung der Krebswucherung mittelst Bornschen Plattenverfahrens **164**, 165.
Hausmann, M.: Divertikel der vorderen Ösophaguswand **168**, 128.
Hedinger: Intima-Sarkomatose in sarkomatösen Strumen **164**, 199.
— Abdominalzysten **167**, 29.
— Kongenitale Divertikel im Processus vermiformis **178**, 25.
— Primäre angeborene Herzhypertrophie **178**, 264.
Heile: Ochronose und Pseudoochronose, durch Formalin erzeugte Färbung der Knorpel **160**, 148.
— Knorpelzerstörung bei Gelenkeiterung und -Tuberkulose **163**, 265.
Heim (und Preisich): Abstammung der Blutplättchen **178**, 43. **179**, 575.
Heimann, E.: Struktur der Spinalganglien **152**, 298.
Heine, L.: Mesaortitis gummosa **170**, 257.
Heineke: Renales Ödem bzw. Arteriosklerose **196**, 313.
Heinrich, von: Akzessorisches Pankreas **198**, 392.
Heinz: Jod und Jodverbindungen **155**, 44.
— Herkunft des Fibrins und Entstehung der frischen Adhäsionen der Serosa **160**, 365.
— Entzündung seröser Häute **167**, 161.
— Funktion der Milz **168**, 485.
— Übergang von Blutkörperchengiften auf den Fötus **168**, 501.
— Kernlose rote Blutkörperchen, Entstehung **168**, 504.
Heinze, P.: Infiltrationsanästhesie **153**, 466.
Heller: Aortenaneurysma und Syphilis **171**, 177.

Henke: Heilversuche mit dem Behringschen Diphtherieheilserum an Meerschweinchen **154**, 233.
— Endocarditis pneumococcica **163**, 141.
— und Miodowski: Hefestämme bzw. Neubildungen im Tierkörper **181**, 135.
Herter und Wakeman: Adrenalin-Glykosurie und andere Pankreasgift-Glykosurien **169**, 479.
Herxheimer, G.: Supravasale Perikardknötchen und Sehnenflecke **165**, 248.
— Fibrinöse Entzündungen des Darms und der serösen Häute **162**, 443.
— Multiple Amyloidtumoren des Kehlkopfs und der Lunge **174**, 130. **175**, 539.
— Pankreaszirrhose **183**, 228.
— Zystenbildungen der Niere und Harnwege **185**, 52.
— und Hall: Entkapselung der Niere **179**, 153.
Herzog: Pankreas beim Diabetes mellitus (Histopathologie) **168**, 83.
— Molluscum contagiosum **176**, 515.
— Latente und ambulatorische Pest **179**, 337.
Hesse, Fr.: Granula der Knochenmarkszellen bzw. der Leukozyten **167**, 231.
Hester: Fettspaltung und Fettaufbau. Fettige Degeneration **164**, 293.
Heyn, A.: Nephritis tuberculosa **165**, 42.
Hinsberg: Peritonäalepithel bei Einheilung von Fremdkörpern **152**, 403.
Hildebrandt, H.: Osteogenesis imperfecta **158**, 426.
— Fermentimmunität **184**, 325.
Hildebrandt, K.: Gliomatöse Neubildungen, bes. ependymäre Gliome des Gehirns **185**, 341.
Hilgermann: Traumatische Erkrankungen des Pankreas **181**, 276.
Hirsch: Magendivertikel **174**, 576.
Hirsch, L.: Chronische Metritis **196**, 502.
Hirschberg, A.: Chromatophoroma medullae spinalis **186**, 229.
— Jodreaktion der Leukozyten **194**, 367.
Hirschel: Darmmyom mit Divertikelbildung **177**, 167.
Hirschfeld, H.: Histogenese der granulierten Knochenmarkzellen **153**, 335.
— Entstehung der Blutplättchen **166**, 195.
— Abstammung der Blutplättchen **178**, 510.
Hirschmann: Laryngitis nichtspezifischen Ursprungs und Plasma- und Mastzellen **164**, 541.
Hochhaus, H.: Gewebsveränderungen nach lokaler Kälteeinwirkung **154**, 320.
Hochheim: Pneumonomycosis aspergillina **169**, 163.
Hoffmann, A.: Rolle des Eisens bei der Blutbildung **160**, 235.
— Eisenresorption und -Ausscheidung **151**, 488.
Hoffmann, E., und Halberstädter: Subkutane Wurmgeschwulst (Filaria volvulus) **196**, 84.
Högström: Zysten der Vagina **187**, 47.
Honda: Parasitäre Ätiologie des Karzinoms **174**, 96.
Honigmann: Eisenresorption und -ausscheidung **152**, 191.
Hoogenhuize (und Eijkman): Verbrennungstod **183**, 377.
Horn: Adenokarzinom der Lunge mit Flimmerepithel **189**, 414.
— Statistik und Kasuistik aus dem städtischen Krankenhaus in Kopenhagen **192**, 361.

Hornowski: Chromaffinsystem bez. postoperativer Todesfälle **198**, 93.
— (und Nowicki): Nebennieren bei Arteriosklerose und bez. Adrenalininjektion **192**, 338.
Howland: Glomerulonephritis bei Typhus abdominalis **163**, 360.
Hübschmann: Herzamyloid **187**, 35.
Huguenin: Hodenadenom mit Knorpel, Drüsen und Epidermis **167**, 396.
— Gallenblasenruptur mit tödlicher Blutung bei Carcinoma haematodes, Leber- und Pankreasveränderungen **173**, 552.
L'Huillier: Kongenitales Lymphosarkom des Pankreas **178**, 507.
Hulst: Fibrosarkomatose des Nervensystems **177**, 317.
— Adenokarzinom und Karzinom des Pankreas, Genese **180**, 288.
Hultgren: Nebennierensekretkörnchen **193**, 551.
Hüter: Hypophysistuberkulose bei einer Zwergin **182**, 219.
— und Karrenstein: Mischgeschwulst (Osteoidsarkom) der Milchdrüse **183**, 495.

I.

Ignatowski: Wirkung tierischen Eiweißes auf die Aorta und parenchymatösen Organe des Kaninchens **198**, 248.
Ingier: Obliterierende Mastitis **198**, 338.
Inouye, T.: Elastisches Gewebe bei Magenkarzinom **169**, 278.
Ipsen, Joh.: Menschentuberkulose vom Aussehen der Rinderperlsucht **177**, 570.
Isenschmid: Flimmerzyste in der Schilddrüse **200**, 452.
Israel, O.: Hämatologische Artefakte **154**, 383.
— Endoglobuläre Körperchen in den Erythrozyten der Katze **156**, 603.
Israel, O., Der Akromegale Kauerauf **164**, 344.
— Entstehung bösartiger Geschwülste bzw. Anaplasie Hansemanns **167**, 533.
— Ätiologie und Biologie der Geschwülste **172**, 261.
Itami: Über die Herkunft der blasigen Zellen in Milzknötchen **197**, 291.
Iwanoff: Elastisches Gewebe des Uterus gravidus **169**, 240.

J.

Jacobäus: Paget's disease bzw. Milchdrüsenkarzinom **178**, 124.
Jacobsthal: Primäres Myxofibrom am Herzen **159**, 351.
— Verkalkung von Herzmuskelfasern **159**, 361.
Jacoby, M.: Oxydationsfermente der Leber **157**, 235.
Jäger, Alfr.: Genese der intralobulären epithelialen Gallenkapillaren **197**, 45.
— Die Periarteriitis nodosa **197**, 71.
— Melanosarkomatose der Schimmelpferde **198**, 1.
— Entstehung des Melaninfarbstoffs **198**, 62.
— Talgdrüsenadenom und Analdrüsenkarzinom beim Hund: Organbau **199**, 82.
— Metaplasie bzw. Mammablastom des Hundes **199**, 95.
— Melaningenese **199**, 567.
Jaeggy: Kystombildung in einem Renkulus **185**, 268.
Januszkiewicz: Akute Leukämie **173**, 309.
— Pharyngitis keratosa punctata **193**, 165.
Jaquet: Metastasierende Amyloidtumoren (Lymphosarkom) **185**, 251.
Jarotzky: Pankreaszellen bei Inanition **156**, 409.

Jarotzky: Milz nach Infektion bei passiv immunisierten Tieren **191**, 112.
Jawein: Akuter Milztumor bei Vergiftungen und akuten Infektionskrankheiten **161**, 461.
Jellinek, S.: Blitz- und Elektrizitätswirkungen auf das Nervensystem **170**, 56.
— Multiples Myelom **177**, 96.
Joachimsthal: Brachydaktylie und Hyperphalangie **151**, 429.
Jochmann: Proteolytisches Leukozytenferment bez. pathologischer Physiologie (Resorption, Autolyse, Fieber, Gerinnung) **194**, 342.
Jolles und Oppenheim: Blutfermente **180**, 185.
Joneway und Örtel: Pathologie der Zuckerharnruhr **171**, 547.
de Jong: Lienale Leukämie beim Kalb **173**, 511.
Jonske: Latente Tuberkelbazillen in Lymphdrüsen bei generalisiert tuberkulösen Rindern **198**, 563.
Jores: Arteriosklerose bzw. Nephritis **178**, 367.
— Hypertrophie und Arteriosklerose in den Nierenarterien **181**, 568.
Joukovski: Hemicephalie und andere Spalt- und Mißbildungen **169**, 29.
Jünger: Leukämie mit Miliartuberkulose **162**, 283.
Justus: Jodgehalt der Zelle **170**, 501. **176**, 1.
— Bromgehalt des Organismus **190**, 524.

K.

Kaabak und Rosenschein: Schleimbildung im Darm **194**, 515.
Kahn: Morbus Addisonii bzw. Hyperplasie des lymphatischen Apparates und der Thymusdrüse **200**, 399.
Kaiserling und Orgler: Myelin in Zellen und Myelin bzw. Fettmetamorphose **167**, 296.
Kalischer, O.: Zehenreflex (Babinski) **155**, 486.
Kallenberger: Aneurysma spurium **179**, 537.
— Pathogenese der Varizen **180**, 130.
Kantor: Lebermißbildung **174**, 571.
Kapsammer: Knorpelige Kallusbildung **152**, 157.
Karaki (und Korn): Blutgefäße der Uteruswand **191**, 456.
Karamitsas: Glykogen in Kernen von Leberzellen **194**, 439.
Karaś: Multilokuläre Zyste des Netzes **188**, 138.
Karpa: Dünndarmatresie **185**, 208.
Karrenstein: Fibroelastomyxom des Herzens und Myxome des Herzens **194**, 127.
— (und Hüter): Mischgeschwulst (Osteoidsarkom) der Milchdrüse **183**, 495.
Kartulis: Bilharzia (Distomum haematobium, Cobbold) **152**, 474.
Kasai: Zwischenzellen des Hodens **194**, 1.
Kashimura: Varizen der Vena saphena bzw. Gefäßnervensystem **179**, 373.
Kashiwamura: Schilddrüse bei Infektionskrankheiten **166**, 373.
— Primäre Lungenaktinomykose **171**, 257.
Kathe: Anatomischer Befund der Lysolvergiftung **185**, 132.
— Myoblastische Sarkome **187**, 265.
— Verdoppelung der Speiseröhre **190**, 78.
Katzenstein, J.: Nervendurchschneidung bez. Schilddrüse **170**, 170.
— Hypertrophie des linken Ventrikels des Herzens bei Nephritis **182**, 327.
Kaufmann, E.: Adenoma malignum der Cervix uteri und Impfmetastasen in der Vagina **154**, 1.
Kawahara: Bruststich mit nachfolgender Lufteinführung **164**, 507.

Kawamura: Infarktartige Bildungen bei Milztuberkulose des Meerschweinchens **198**, 501.

Kawashima: Eitrige Myelitis **200**, 461.

Kaya: Phlebosklerose **189**, 466.

Keibel: Magenschleimhautinseln im Ösophagus **177**, 368.

Kijanitzin: Einfluß sterilisierter Luft auf Tiere **162**, 515.

Kimla: Malakoplakie bzw. Tuberkulose der Harnblase **184**, 469.

— Cystitis caseosa **186**, 96.

Kirschner: Paraffininjektionen in menschliches Gewebe **182**, 339.

Kishi: Physiologie der Schilddrüse **176**, 260.

Kitamura: Sekundäre Veränderungen der Bronchien. Metaplasie **190**, 163.

Klebs: Immunisation gegen Tuberkulose **190 B**, 134. 541.

Klein, Gust.: Die Geschwülste der Gartnerschen Gänge **154**, 63.

Kleinschmidt: Über das Verhalten des Knochens gegenüber Kälteeinwirkung **197**, 308.

Kleist, K.: Spinalganglienzellen nach Durchschneidung der peripherischen Nerven und der hinteren Wurzel **173**, 466.

— Hintere Rückenmarkswurzeln bzw. Spinalganglien **175**, 381.

Klemm: Mesenteriale Chylangiome **181**, 541.

Klopstock, F.: Alkoholismus und Leberzirrhose **184**, 304.

— Milztumor, Aszites, Ikterus bei Leberzirrhose **187**, 111.

— Interstitielle Pneumonie und Leberatrophie im Kindesalter **192**, 254.

Klotz: Parotistuberkulose Genese der Riesenzellen **200**, 346.

Knauss: Neuroma verum multiplex amyelinicum gangliosum **153**, 29.

Koblanck und Pforte: Hydronephrose und Chyluszysten **161**, 44.

Kobler: Ätiologie der Leberabszesse **163**, 134.

Koch, Jos.: Myotonia congenita (Thomsensche Krankheit) **163**, 380.

Koch, M.: Multiple Mißbildungen eines Neugeborenen **196**, 207.

Koch Wilh.: Eingeweidebrüche des Rumpfendes **164**, 1.

Koch (und Albu): Magensaftfluß, anatomisch (und klinisch) **157**, 1.

Koch, M., und Rabinowitsch, L.: Tuberkulose der Vögel bzw. Säugetiertuberkulose **190 B**, 246.

Kocher, Th.: Glykogenhaltige Strumen **155**, 532.

Kohlbrugge: Malaria-Expedition Rob. Kochs. Kritische Betrachtung **161**, 18.

— Symbiose zweier pleomorpher Fäzesbakterien **163**, 365.

Kohn, Hans: Lungenemphysem **158**, 581.

Koller: Situs viscerum inversus **156**, 115.

Kolster: Seltene Sektionsbefunde. Aortenruptur, Mißbildung d. Darms, Sarkome **155**, 388.

Kolski: Leberläppchenbau bzw. Nervus splanchnicus **193**, 204.

Kon: Leukämie beim Huhn **190**, 338.

— und Karaki: Blutgefäße der Uteruswand **191**, 456.

Konstantinowitsch: Experimentelle Granulome **163**, 120.

— Entstehung der Hyalinkörperchen bei Rhinosklerom **167**, 443.

Körber: Croftansche Methode der biochemischen Nebennierenerkennung **192**, 356.

Kothe: Lymphangiome (Makromelie) **176**, 535.

Kottmann: Kernveränderungen bei Muskelatrophie **160**, 75.

Kozlowsky: Abnorme Bauchfellfalten und ein Fall von Hernia interna retrovesicalis incarcerata **157**, 191.

Kozlowsky: Konservieren und Färben der Harnsedimente **169**, 161.
Kramer, S. P.: Chondrom des Zwerchfells **156**, 188.
Kramsztyk und Ciagliński: Bluterguß im Gehirn eines Kindes. Gehirngeschwulst (Gliosarcoma teleangiectaticum) **153**, 401.
Krause, R.: Bindegewebshäute und Lymphspalten **162**, 541.
Krawkow: Bemerkungen zu Lubarschs experimenteller Amyloiderzeugung **152**, 397.
Krompecher: Endotheliome und andre Geschwülste des Hodens **151 B**, 1.
Kronthal: Wachstumsenergie und Ätiologie der bösartigen Geschwülste **186**, 478.
Krüger: Ostéoarthropathie hypertrophiante pneumique **185**, 43.
Kühne, Fr.: Zystenbildungen (Darm, Ösophagus, Milz, Halsgegend) **158**, 345.
Külbs: Entwicklung des Knochenmarks **191**, 421.
Kumita: Örtliche Veränderungen durch Bleisalze, Verkalkungen **198**, 401.
Kurimoto: Behandlung der Lyssakranken in Japan **158**, 148.
Kurpjuweit: Entzündungsversuche am Knochen **163**, 287.
Küster, H.: Gliome der Nebennieren **180**, 117.

L.

Landois, F.: Ochronose **193**, 275.
Langemak: Speicheldrüsen bei Verlegung des Ausführungsganges **175**, 299.
Langenbach: Chondrodystrophia foetalis mit Asymmetrie des Schädels **189**, 12.
Langhans: Epitheliale Formen der malignen Struma **189**, 69.
Lapinsky: Degeneration und Regeneration peripherischer Nerven **181**, 452.
Lapinsky: Vasomotorische Gefäß- und nerven Gefäßveränderungen nach Beschädigung des Nervus ischiadicus **183**, 1.
Laqueur und M. B. Schmidt: Lage des Zentrums der Macula lutea im Gehirn **158**, 466.
Lasio: Regeneration der Harnblasenschleimhaut **178**, 65.
Leers und Raysky: Studien über Verbrühung **197**, 324.
Lehmann-Nitsche: Angeborene mediane Gesichtsspaltung **163**, 126.
Lejeune: Variköse Geschwulst der Bauchwand **155**, 396.
Leonhardt: Pankreas, Fettgewebsnekrose und Entzündung **162**, 299.
— Myxome des Herzens, besonders der Herzklappen **181**, 347.
Leube, M.: Pseudotuberkulose im Dickdarm (enzystierte Amöben?) **185**, 517.
Leuchs: Zellen des Eiters und seröser Exsudate **177**, 28.
Levaditi: Lymphozytengranula **180**, 436.
Levy, R.: Pneumokokken und Streptokokken, Differentialdiagnose **187**, 327.
Levy-Dorn: Lehre vom Zittern **155**, 591.
Lewandowsky: Subkutane und peri arterikuläre Verkalkungen **181**, 179.
Lewy, H.: Zentralkörperchen in Gliomen **171**, 226.
Leyen, v. der: Schleimzone des Magen- und Darmepithels vor und nach der Geburt **180**, 99.
Lichtwitz, L.: Sarkom der Dura mater bzw. Trauma **173**, 380.
Lie: Veränderungen im Nervensystem bei Barometerdruckänderungen **178**, 142.
Liebermeister, Gust.: Komplikationen der Lungentuberkulose und Tuber-

kelbazillen in den Organen und im Blute der Phthisiker **197**, 332.
Liepmann, W.: Bendasche Reaktion auf Fettnekrosen **169**, 532.
— Sektionstechnik für gynäkologisch wichtige Fälle **193**, 545.
Limacher: Blutgefäßendotheliom der Struma und Knochenmetastasen bei Struma maligna **151 B**, 113.
Lindemann, A.: Regressive Veränderungen des Epiglottisknorpels und Folgen **193**, 270.
— Ösophagusschleimhaut, Pathologie **193**, 258.
Linser: Kongenitales Lungenadenom **157**, 281.
Lipowski: Erkrankungen der Stirn- und Kieferhöhlen und Untersuchungsmethode **161**, 580.
Lissauer, L.: Entstehung der Pfortaderthrombose **192**, 278.
— Aneurysma der Pulmonalarterie **180**, 462.
Lissauer, M.: Pleuritis gummosa **187**, 347.
— Nebennierenblutungen **193**, 137.
Litthauer: Pathogenese des runden Magengeschwürs **195**, 317.
Löb, Leo: Luteingewebs-Neubildung beim Kalbe **166**, 157.
— Transplantation eines Sarkoms der Thyreoidea bei einer weißen Ratte **167**, 175.
— Transplantation von Tumoren **172**, 345.
— Blutkörperchen bez. Gerinnung. Mechanische Einwirkung auf das Protoplasma der Arthropodenzellen **173**, 35.
— Bedingungen der Blutgerinnung bzw. Spezifizität der Koaguline **176**, 10.
— Thrombose, vergleichende Untersuchungen **185**, 160.
Löhlein: Peritonitis bei eitriger Lymphangioitis des Ductus thoracicus **177**, 269.
Löhlein: Fettinfiltration und fettige Degeneration der Niere **180**, 1.
Lossen: Knochenmark bei Kinderkrankheiten **200**, 258.
Lotmar: Schicksale der fötalen Atelektase **191**, 28.
Löw (und M. Oppenheim): Gonorrhoïsche Epididymitis **182**, 39.
Löwe: Sektionsmethode für Nase, Orbita, Epipharynx, Basis cranii **163**, 179.
Löwenbach: Weiche Naevi **157**, 485.
Löwenstein: Hypophysisadenome, Entwicklung **188**, 44.
Loewy und Richter: Biologie der Leukozyten **151**, 220.
Lubarsch: Knochenmarksgewebs-Embolie **151**, 546.
— Knochenbildung in Lymphknoten und Gaumenmandeln **177**, 371.
— (und K. Schwalbe) Magenschleimhautinseln des Ösophagus **179**, 60.
— Glykogenablagerungen **183**, 188.
— Myelomfrage **184**, 213.
Lübcke: Schilddrüsen-„Kolloid“ **167**, 490.
Lukjanow: Biologische Autonomie des Zellkerns **153**, 158.

M.

Maass: Mechanische Störungen des Knochenwachstums **163**, 185.
Maciesza: Angeborene, abnorm weite Foramina parietalia **200**, 359.
McKenzie: Epithelmetaplasie bei Bronchopneumonie **190**, 350.
Magnus-Alsleben: Adenomyome des Pylorus **173**, 137.
Magnus-Levy: Stoffwechsel bei Leukämie **152**, 107.
Makrì (und d'Amato): Sympathische Ganglien des Magens bei Krankheiten **180**, 246.
Malatesta: Knorpelheilung **184**, 123.

Malkoff: Selbständig gewordenes Netz peritonäaler Lymphgefäße **159**, 566.
Manasse: Multiple Amyloidgeschwülste der oberen Luftwege **159**, 117.
— Pathologische Anatomie der traumatischen Taubheit **189**, 188.
Manfredi: Lymphdrüsen bzw. Infektion und Immunität **155**, 335.
Marchetti: Degenerationszyste der Nebenniere mit kompensatorischer Hypertrophie **172**, 472.
— Nebennieren, Pathologie **177**, 227.
Marcuse, B.: Leberlymphome bei Infektionskrankheiten **160**, 186.
Margulies: Ertrinkungstod **178**, 157.
Marguliés: Regeneration in einem Nervenstumpf **191**, 94.
Martini: Mischtumoren der Speicheldrüsen **189**, 337.
Marx: Fettgewebsnekrose der Leber bei Pancreatitis haemorrhagica **165**, 290.
— Vitale und supravitale Granulafärbung bei Ätzkeratitis **175**, 46.
Marzinowsky und Bogrow: Orientbeule, Ätiologie **178**, 112.
Masera: Schädelbasis-Geschwulst **199**, 471.
Matsuoka: Regeneration des Knorpelgewebes **175**, 32.
— Gewebsveränderungen des verlagerten Hodens, Nebenhodens und Samenleiters **180**, 484.
Matuszewski: Absteigende Hinterstrangsdegeneration **179**, 1.
Maudach, v.: Uterus von Neugeborenen und Kindern **156**, 94.
Maximow: Parenchymzellen-Embolie der Lungenarterie **151**, 297.
— Experimentelle Amyloidentartung der Leber **153**, 353.
— Heilung und Regeneration des Eierstockgewebes **160**, 95.
Mayer, Georg: Histologische Differentialdiagnose der säurefesten Bakterien aus der Tuberkulosegruppe **160**, 324.
Mehrdorf: Fibrosarcoma myxomatodes des pleurae **193**, 92.
Meidner: Dehnungsgeschwüre im Darm **193**, 456.
Meinel: Gutartige Pylorushypertrophie **174**, 410.
Meinertz: Mißbildung des Herzens **166**, 385.
— Vergleichende Morphologie farbloser Blutzellen **168**, 353.
— Tuberkulose und Blutströmung. Experimentelle Nierentuberkulose **192**, 383.
Menne: Myelomzellen **183**, 115.
Meinhardt, M.: Herzklappenhämatome bei Neugeborenen, Entstehung **192**, 521.
Meirowsky: Melaningenese **199**, 561.
Merk, L.: Kutanes Sarkom und Haarwechsel **153**, 421.
Merkel, H.: Chronisches Magengeschwür mit Arrosion der linken Nierenvene **173**, 204.
— Hydronephrose bez. akzessorischer Nierengefäße **191**, 534.
Meusburger: Duodenumatresie mit Ösophagus- und Rektumdefekt und andern Mißbildungen **199**, 401.
Meyer, A.: Larynxtuberkulose **165**, 498.
Meyer, Erich: Epithelveränderungen an Uterusdrüsen **166**, 276.
— Entwicklungsstörungen der Niere **173**, 209.
Meyer, Friedr.: Leber, Pathologie **194**, 182.
Meyer, Max: Epityphlon bei Darmkatarrhen, besonders bei Kindern **200**, 166.
Meyer, P.: Erzielung haltbarer Amyloid präparate **180**, 359.
— Wirkung des Allylsenföls auf Leber und Niere **180**, 477.
Meyer, Robert: Knochenherd in der Cervixeines fötalen Uterus **167**, 81.

Meyer, Robert: Ektoderm-(Dermoid-) Zysten am Genitalsystem beim Fötus und Neugeborenen **168**, 250.
— Nebennierenknötchen am Genitalapparat **171**, 443.
— Adenomatöse Uterus- und Tubenwucherungen **172**, 394.
— Struma ovarii colloides **173**, 538.
— Adenom und Karzinom des Gartnerschen Ganges **174**, 270.
— Abnormitäten am Schwanzende menschlicher Föten **180**, 334.
— Ureterverdoppelung **187**, 408.
— Holoacardius acephalus (Amorphus) **192**, 371.
— Heterotope Epithelwucherungen im Genitalgebiet. Benigne Mesokolonwucherung des Darmepithels **195**, 487.
Michaelis, L.: Fettfarbstoffe **164**, 263.
— und Alfr. Wolff: Granula in Lymphozyten **167**, 151.
— Ultramikroskopische Untersuchungen **179**, 195.
Michaelis, Walter: Embolie der Darmarterien **156**, 181.
Michaud: Histogenese der Struma nodosa **186**, 422.
— Intrathyreoideale Zellhaufen der Parathyreoidea **191**, 63.
Michel, F.: Osteogenesis imperfecta **173**, 1.
Mies: Masse, Rauminhalt und Dichte des Menschen **157**, 90.
Miller: Metastasierendes Ganglioneurom **191**, 411.
— Russelsche Körperchen bzw. weibliche Genitalien **199**, 482.
Milner: Pigmentbildung und Organisation im extraduralen Hämatom **174**, 475.
Minelli: Primärer melanotischer Gehirntumor **183**, 129.
— Malakoplakie der Harnblase **184**, 157.
Minel'i: Lymphomatose der Speichel- und Tränendrüsen **185**, 117.
Minervini: Ausbildung der Narben **175**, 238.
Miodowski: Gallengangskarzinom **169**, 117.
— Drei Tumoren im und am Magen (Myom, Karzinom, Sarkom) **173**, 156.
— (und Henke) Hefestämme bzw. Neubildungen im Tierkörper **181**, 135.
Miram, v.: Meteorismus und Reflexe **186**, 125.
Mironescu: Elastisches Gewebe der Leber bei Infektionskrankheiten **174**, 406.
Misch, P.: Meningo-Encephalitis beim Kaninchen **172**, 158.
Misumi: Metastatisches Karzinom des Peritonäums, Genese **196**, 371.
— Über Rückbildung an Talgdrüsen **197**, 530.
Miura: Befund bei Säuglingen mit sog. Kakke-Dyspepsie **155**, 316.
Mönckeberg: Knochenbildung in der Arterienwand **167**, 191.
— Doppelkarzinom der Gallenblase, Metaplasiefrage **169**, 359.
— Mediaverkalkung der Extremitätenarterien bzw. Arteriosklerose **171**, 141.
— Normaler Bau und Sklerose der Aortenklappen **176**, 472.
— Heterotope mesodermale Geschwülste am Urogenitalapparat **187**, 471.
— „Synzytium"haltige Hodentumoren **190**, 381.
Moos: Nierensequester bzw. Koagulationsnekrose **195**, 273.
Moraczewski, v.: Stoffwechselversuche bei Leukämie und Pseudoleukämie **151**, 22.
— Ausscheidung von Harnbestandteilen bei Fieberbewegungen **155**, 11.

Moraczewski v.: Stoffwechselversuche bei schweren Anämien **159**, 221.
Morgenroth und Stertz: Syphilitische Antikörper bei Paralyse im Liquor cerebrospinalis (Wassermannsche Reaktion) **188**, 166.
— und Willanen: Wiedergewinnung des Diphtherietoxins aus der Antitoxinverbindung **190**, 371.
Morpurgo: Kariometrische Untersuchungen bei Inanition **152**, 550.
— Vita propria der Zellen des Periosts **157**, 172.
— und Bindi: Kerne der quergestreiften Muskelfasern **151**, 181.
Most: Maligne Hodengeschwülste und ihre Metastasen **154**, 138.
Mühlmann: Gewicht menschlicher Organe **163**, 72.
— — Altersveränderungen der Ganglienzellen im Gehirn **191**, 168.
Müller, Franz: Eisenwirkung bei experimenteller Anämie **164**, 436.
Müller, Wilh.: Zystenleber **164**, 270.
Munk, Fr.: Lipoide Degeneration **194**, 527.
Munk, H.: Die Schilddrüse und Frhr. v. Eiselsberg **154**, 177.
Münter: Hyalin im Magen und Darm **198**, 105.
Münzer: Quergestreifte Muskulatur bzw. Akromegalie **179**, 571.
Muscatello und Ottaviano: Staphylokokken-Pyämie **166**, 212.
Muthmann: Gefäßgeschwulst der Wirbelsäule **172**, 324.
Muus: Embryonale Mischgeschwülste der Niere **155**, 401.
— Geschwulst der Pleura, von aberrierendem Lungengewebe ausgegangen **176**, 180.
Myer (und H. Strauß): Hypersecretio continua chronica des Magens **154**, 529; **159**, 365.

N.

Nagano: Syphilitische Erkrankung der Gehirnarterien **164**, 355.
Nägeli, O.: Häufigkeit, Lokalisation und Ausheilung der Tuberkulose **160**, 426.
—, Schatiloff, Fabian: Leukämie **190**, 436.
Nägeli-Åkerblom: Erbliche Geminität **170**, 151. 305.
Nakahara: Nebennierenmark bzw. Nierenoperationen **196**, 68.
Nakai: Elastische Fasern bzw. Gewebsfunktion **182**, 153.
Nambu (und Sato): Skorbut **194**, 151.
Napp: Fettgehalt der Nebenniere **182**, 314.
Natus: Stase nach Versuchen am Pankreas. **199**, 1.
Nehrkorn: Quergestreifte Muskelfasern in der Uteruswand **151**, 52.
— Persistenz des Sinus urogenitalis. Atresia vaginae. Pyometra **151**, 63.
— Plattenepithelkrebs der Gallenblase mit verhornenden Lymphdrüsenmetastasen **154**, 559.
Neuberg: Melanome, chemisch **192**, 514.
— (und Beitzke): Antifermente **183**, 169.
Neuberger: Lymphozyten und uninukleäre Leukozyten bei Gonorrhoe. „Kugelkerne“ **187**, 309.
Neukirch: Muskelglykogen und neue Fixationsmethode **200**, 73.
Neumann, E.: Nervenmark- und Achsenzylindertropfen **152**, 241.
— Achsenzylindertropfen **158**, 456.
— Trockenpräparate von Spermatozoen **159**, 173.
— Fibrinoide Degeneration **160**, 472.
— Pigment der braunen Lungeninduration **161**, 422.
— Lipochrome **170**, 363.

Neumann, E., Hämatologische Studien. Variabilität der Leukozyten. Entzündungslehre **174**, 41.
— Subkutane Myelomeningozele (Spina bifida) **176**, 427.
— Pigmentfrage **177**, 401.
— Peptische Magengeschwüre, Autodigestion **184**, 360.
— Regeneration der Nerven **189**, 209.
— Guaninkristalle bei Amphibien **196**, 566.
— Das Nervenpigment und die Neuronlehre **197**, 39.
Niosi: Embryonal angelegte Mesenterialzysten. Anlage der Nebennierenrinde. Chorionepitheliomfrage **190**, 217.
Nolda: Kongenitaler Riesenwuchs des rechten Daumens **178**, 504.
Noetzel: Histolyse **151**, 7.
Nowak: Ätiologie der Amyloidosis **152**, 162.
Nowicki: Appendix und Appendizitis **195**, 175.
— Gasbläschenemphysem (Pneumatosis cystoides) **198**, 143.
— und Hornowski: Nebennieren bei Arteriosklerose und bzw. Adrenalininjektionen **192**, 338.
Nunokawa: Corpora amylacea der Lungen, Genese **196**, 221.
— Verkalkung der Pachymeninx bei Usura cranii **198**, 271.

O.

Oberndorfer: Viszerale Form der kongenitalen Syphilis bez. Magen-Darmkanals **159**, 179.
— Riesenzellbildung in der Decidua **190**, 368.
Oberwarth: Yohimbin **153**, 292.
Odenius: Zystische Degeneration der Lymphdrüsen **155**, 465.
Ogawa: Warzenförmige Angiome der Haut **189**, 433.
Oguro: Ätiologie und Pathogenese der Epityphlitis bez. hämatogener Infektion **197**, 548.
— Arteriosklerose bzw. Gefäßnerven **198**, 554.
Ohkubo: Intravasation des anthrakotischen Pigments in die Blutgefäße der Lungen **191**, 1.
Ophüls: „Zapfenförmige Fortsätze" am Kleinhirn **151**, 513.
Oppel, v.: Myokard und Fremdkörper **164**, 406.
— Regeneration der Deckzellen am Epikard und Endokard **165**, 1.
Oppenheim (und Jolles): Blutfermente **180**, 185.
Oppenheimer, R.: Aortenruptur und Arteriosklerose im Kindesalter **181**, 382.
— Riesenleberzellen bei angeborener Syphilis **182**, 237.
— M., und Löw: Gonorrhoische Epididymitis **182**, 39.
Orgler: Fettgehalt der Thymusdrüse **167**, 310.
— Chemische Nierenuntersuchungen bzw. histologische **176**, 413.
— und Kaiserling: Myelin in Zellen und Myelin bzw. Fettmetamorphose **167**, 296.
Örtel: Primärer Leberkrebs **180**, 499.
— (und Joneway): Pathologie der Zuckerharnruhr **171**, 547.
Orsós: Wandermilz und Splenomegalie **197**, 91.
Orth: An die Leser des Archivs **171**, 1.
— Cystitis caseosa **186**, 123.
— Oskar Israel † **188**, Vorwort.
— Lokalisierte Lebertuberkulose **188**, 177.
— Verkalkung der Media der Extremitätenarterien **191**, 402.
— Rückblicke **200**, 1.
— und L. Rabinowitsch: Immunisierung gegen Tuberkulose **190B**, 1.

Orthmann: Saktosalpinx und Tubo-ovarialzysten **155**, 220.
Östreich: Linke Herzkammer bei Mitralerkrankungen **151**, 189.
— Perkussion des Herzens **160**, 475.
— und Slawyk: Riesenwuchs und Zirbeldrüsengeschwulst **157**, 475.
Oswald: Chemie und Physiologie des Kropfes **169**, **444**.
Ottaviano (und Muscatello): Staphylokokkenpyämie **166**, 212.
Otten: Bakteriologische Blutuntersuchungen an der Leiche **184**, 284.
Owtschinnikow (und Bogoljuboff): Implantation embryonaler Gewebe **192**, 474.

P.

Palla: Kanalisationsstörung des untersten Ileum durch Einschnürung **166**, 526.
Panichi und Guelfi: Endokard bei Injektion von Krebsmaterial **198**, 449.
Pappenheim: Abstammung und Entstehung der roten Blutzelle **151**, 89
— Kernaustritt der roten Blutzellen **155**, 123.
— Rotes Knochenmark einiger Säugetiere **157**, 19.
— Gegenseitige Beziehungen der verschiedenen farblosen Blutzellen **159**, 40.
— Beziehungen der farblosen Blutzellen zueinander **160**, 1. 307.
— Einkernige Zellen im gonorrhoischen Urethralsekret **164**, 72.
— Unnasche Plasmazellen bzw. Lymphozyten **165**, 365; **166**, 424.
— Plasmazellenfrage. Histogenese des Tuberkels **169**, 372.
— Geschwülste des Corpus pineale **200**, 122.
— Farbchemische Theorie der Metachromasie **200**, 572.
Pari: Kalkinkrustation der Lungen mit Fragmentation der elastischen Fasern **200**, 199.
Paszkiewicz: Nieren bei perniziöser Anämie **192**, 324.
Pawlicki: Nierenveränderungen nach Unterbindung der Vena renalis am Kaninchen **185**, 293.
Peukert: Idiopathische Stauungsleber **169**, 337.
Permin: Myelom **189**, 439.
Petersen: Aufbau des Karzinoms und seine plastische Darstellung **164**, 570.
— Glandulae parathyreoideae des Menschen **174**, 413.
Petrén, K.: Akromegalie und Syringomyelie ohne Hypophysisveränderung **190**, 1.
— Syringomyelie und Syringobulbie **196**, 377.
— und G.: Nervensystem und Netzhaut bei Anenzephalie und Amyelie **151**, 346. 438.
Pfaundler: Sog. Pylorushypertrophie, eine Entwicklungsstörung **181**, 199.
Pfeiffer, B.: Bau und Rückbildung der Nabelgefäße und des Ductus Botalli **167**, 210.
Pfeiffer, H.: Ätiologie des Verbrennungstodes **180**, 367.
Pfister, R.: Verbreitung und Ätiologie der Rachitis **186**, 1.
— Trunksucht als Todesursache in Basel **193**, 290.
Pförringer: Selbstverdauung des Pankreas **158**, 126.
Pforte (und Koblanck): Hydronephrose und Chyluszysten **161**, 44.
Philippson, L.: Sarcoma cutis idiopathicum Kaposi **167**, 58.
Philosophow: Aortaveränderungen nach Quecksilber-, Blei-, Zink-Einspritzungen **199**, 238.
Pick, L.: Adenomyome des Epoophoron und Paroophoron (mesonephrische Adenomyome) **156**, 507.

Pick, L.: Elastische Fasern im Uterus **170**, 169.
— Hidradenoma **175**, 312.
— Entstehung des Chorionepithelioms aus angeborener Anlage **180**, 172.
— Hämangiomatöse Obliteration des Pfortaderstammes und hepatopetale Kollateralbahnen **197**, 490.
Pielsticker: Traumatische Nekrose und Regeneration quergestreifter Muskeln **198**, 374.
Pierallini: Alimentäre Oxalurie **160**, 173.
Pilzer: Angioma cavernosum, Genese **165**, 427.
Pincus, L.: Constipatio muscularis s. traumatica mulierum chronica **153**, 221.
Pincus, W.: Epitheliale Fistel des Skrotum **173**, 392.
Placzek: Progressive Muskelatrophie **158**, 105.
— Pupillenveränderungen nach dem Tode **173**, 172.
Plehn, A.: Schwarzwasserfieber, Ätiologie und Pathogenese **174**, 509.
— Die akuten Infektionskrankheiten bei den Negern der äquatorialen Küsten Westafrikas **174B**, 1.
Poggenpohl: Pankreas bei Leberzirrhose **196**, 466.
Pollak, K.: Knochenbildungen in der Lunge **165**, 129.
Pommer: Darminfarzierung, anatomisch und mikroskopisch **200**, 522.
Poscharrisky: Induratio lienis fibrosa circumscripta **198**, 325.
Poult: Teratom der Thyreoidea **181**, 101.
Preisich und Heim: Abstammung der Blutplättchen **178**, 43. **179**, 575.
Prochaska: Gonorrhoische Allgemeininfektionen **164**, 492.
Pröscher: Erzeugung von Lymphozytenexsudaten **179**, 28.
Prowe: Ankylostomiasis in Zentralamerika **157**, 458.
Prowe: Gelbfieber in Zentralamerika **160**, 504.
Puchberger: Vitale Färbung der Blutplättchen **171**, 181.
Prym: Arterielle Gefäße bei interstitieller Nephritis **177**, 485.
—Psammomähnliche Bildungen der Meningocelenwand **194**, 121.
— Fett im Markinterstitium der Niere **196**, 322.
Przewoski: Gastritis tuberculosa **167**, 424.

Q.

Qwiatkowski (und K. E. Wagner): Syphilis des Herzens **171**, 369.

R.

Rabinowitsch, L.: Spontane Affentuberkulose **190**, 196.
— L. (und Orth): Immunisierung gegen Tuberkulose **190 B**, 1.
— L. (und M. Koch): Tuberkulose der Vögel bzw. Säugetiertuberkulose **190 B**, 246.
Rabinowitsch M.: Spirochaete pallida und Spirillum Obermeieri bez. intra zellulärer Lagerung **198**, 346.
Ramdohr: Milzzysten und Milzruptur **164**, 32.
Rank: Geheilte Hydropyonephrose **164**, 22.
Rau: Kavernöses Angiom im rechten Herzvorhof **153**, 22.
— Offenbleiben des Ductus Botalli **153**, 25.
— Flimmerepithelzyste des Ösophagus **153**, 26.
Raubitschek: Nierenamyloidose **182**, 297.
Reach: Tyrosin als Spaltungsprodukt der Eiweißkörper **158**, 288.
Rauenbusch: Gallertkrebs der Harnblase **182**, 132.

Ravenna: Histiogenese der melanotischen Hautgeschwülste **171**, 79.
Recklinghausen, v.: Nachruf auf Rudolf Virchow **171**, 2.
Reddingius: Kernkörperchen **162**, 206.
Redwitz, v.: Erkrankungen der Koronararterien bzw. Herzmuskulatur und chronische Aortitis **197**, 433.
Rehberg: Aplasie und Riesenwachstum des Ovarium bei Säugetieren **198**, 472.
Rehfisch: Innervation der Harnblase **161**, 529.
Rehn, E.: Strangdegenerationen des Rückenmarks bei Karzinomatose seiner Häute **186**, 307.
Reich: Entstehung des Milzpigments **160**, 378.
Reichmann: Aneurysma arteriae hepaticae mit Leberzysten **194**, 71.
Reinecke, W.: Niederdeutsche Aufzeichnung über die Kennzeichen der Lepra (ca. 1400) **156**, 190.
Reitmann: Fortsatz des Chiasma nervi optici **177**, 171.
Rheindorf: Plasmazellen bez. progressive Paralyse **198**, 280.
Ribbert: Angiome, Zystenbildung **151** 381.
— Niereninfarkte **155**, 201.
— Ausgang der Pneumonie in Induration **156**, 164.
— Bildungen an Zellen und Geweben **157**, 106.
— Traktionsdivertikel des Ösophagus **167**, 16. **178**, 351. **179**, 403. **184**, 403.
— Epithelzysten zwischen Steißbein und Rektum bei einem Fötus **178**, 60.
— Pleuratumoren **196**, 341.
— Endotheliom der Dura **200**, 141
Ricker: Verflüssigung der Bindegewebsfasern. Fibrinoide Degeneration **163**, 44.
— Atrophie und Hyperplasie, experimentelle Muskeluntersuchungen **165**, 263.
Ricker: Nervendurchschneidung bzw. Schilddrüse **171**, 555.
— und Ellenbeck: Muskelveränderungen nach Nervendurchschneidung **158**, 199.
Riebold: Ösophagusdivertikel **173**, 395.
— Traktionsdivertikel des Ösophagus **192**, 126.
Rieke: Medullarsarkom des Ösophagus **198**, 526.
Rimann: Entstehung der freien Gelenkkörper **180**, 446.
Rindfleisch, E.: Bildung und Rückbildung gichtischer Tophi **171**, 361.
Rindfleisch, Walter: Corpus liberum der Bauchhöhle **155**, 379.
Risel: Leberabszesse nach retrograder Embolie **182**, 258.
Ritter, C.: Fibrosarkom am Hals, retropharyngeal **157**, 329.
— Fixierung fetthaltiger Flüssigkeiten **164**, 164.
Ritter, E.: Hyalin in Arterien **192**, 536.
Rjesanow (und Abramow): Sirenenbildung (Sympus apus) **171**, 284.
Röder: Dilatationsaneurysma des Ductus Botalli **166**, 513.
Rodler-Zipkin: Akute, großzellige, lymphatische Leukämie mit generalisierter Hauterkrankung **197**, 135.
Roger und Garnier: Schilddrüse bei Pocken **174**, 14.
Rögner: Enterokystom des Mesenteriums und Netzes **181**, 521.
Rohmer: Knochenbildung in verkalkten endokarditischen und endarteriitischen Herden **166**, 13.
Rosenbach: Zur pathologischen Anatomie der Gicht **179**, 359.
— Multiplizität primärer Karzinome **179**, 567.
Rosenberger und Schmincke: Toxische Graviditätsmyelitis **184**, 329.

Rosenschein (und Kaabak): Schleimbildung im Darm **194**, 515.
Rosenstein, P.: Knorpel- und Knochenbildung in Herzklappen **162**, 100.
Rosin und Bibergeil: Leukozyten bei vitaler Blutfärbung **178**, 478.
— und Fenyvessy: Lipochrom der Nervenzellen **162**, 534.
Rössle: Regeneration von Nierenepithelien **170**, 375.
— Blutkapillaren der Leber bzw. Zirrhose **188**, 484.
Roth, W.: Elektrische Leitfähigkeit tierischer Flüssigkeiten: Blutserum, Blut, Harn **154**, 466.
— Schrumpfnieren ohne Arteriosklerose **188**, 527.
Rothschild, A.: Beginnende Prostata-Hypertrophie **173**, 113.
— Drüsenformation in der Prostata **180**, 522.
— Ätiologie der Prostatahypertrophie **180**, 539.
Ruckert: Obere Kardiadrüsen des Ösophagus **175**, 16.
— Knorpel und Knochenbefunde in den Tonsillen **177**, 387.
— Kardiadrüsen des Ösophagus **177**, 577.
Rumpel (und Dreuw): Zellformen bei Zahngranulomen **200**, 89.
Rumpf (Dennstedt und Gronover): Fettgehalt des Blutes und einiger Organe des Menschen **174**, 163.
Rzentkowski, v.: Gehalt des Blutes und der Exsudate an Trockensubstanz. Stickstoff bei verschiedenen Krankheiten **179**, 405.

S.

Saalfeld: Alopecia praematura **157**, 77.
Sacerdoti: Knorpelfett **159**, 152.
— und Frattin: Heteroplastische Knochenbildung **168**, 431.
Sahli und Bauer: Wirkung der sog. Fixationsabszesse **156**, 529.
Saigo: Altersveränderungen der Ganglienzellen im Gehirn **190**, 124.
Saito: Ätzung der Magenschleimhaut, pathologische Physiologie **185**, 524.
Salkowski: Antiseptische Wirkung von Salizyl-Aldehyd und Benzoësäure-Anhydrid **157**, 416.
— Chemische Untersuchungen **198**, 182.
Saltykow: Hyaline Körper in Magenpolypen und andern Geweben **153**, 207.
— Entzündung der quergestreiften Muskeln **171**, 118.
— Myelom **173**, 531.
— Diffuse Myokarditis **182**, 1.
Salvioli und Spangaro: Einfluß des Nervensystems auf Infektion **155**, 98.
Samelson-Kliwansky: Mammazysten mit butterähnlichem Inhalt **179**, 76.
Samoilowicz (und Abramow): Gallenkapillaren und Pathogenese des Ikterus **176**, 199.
Sänger, M.: Ätiologie der Staubinhalationskrankheiten **164**, 367.
— Ätiologie der Lungentuberkulose **167**, 116.
— Bazilleneinatmung **179**, 266.
Sarrazin: Heilung in der Amyloidniere **194**, 286.
Sasaki: Elektrische Leitfähigkeit der Aszitesflüssigkeit bei Niereninsuffizienz **183**, 180.
Sato und Nambu: Skorbut **194**, 151.
Sauerbeck: Langerhanssche Inseln; bes. bei Diabetes mellitus **177 B**, 1.
Savini und Savini-Castano: Elastisches Gewebe der Mamilla **198**, 459.
Sawada: Weiche Hirnhaut bei akuten Infektionskrankheiten **166**, 485.
— Zerstörung und Neubildung des elastischen Gewebes in der Lunge **169**, 263.

Scaffidi: Histogenese des Netzhautglioms **173**, 354.
— (und Fichera): Glomeruli, pathologische Histologie **177**, 63.
Scagliosi: Gehirnerschütterung, histologische Veränderungen **152**, 487.
— Sonnenstich **165**, 15.
— Phlebektasie **180**, 161.
Schaffer: Quergestreifte Muskulatur und Akromegalie **174**, 401.
— Kardiale Ösophagusdrüsen und Epithelmetaplasie **177**, 181.
Schaffner: Lobus inferior accessorius der Lunge **152**, 1.
Schambacher: Drüsenkanäle der Thymus bzw. Hassallsche Körperchen **172**, 368.
Schantz: Stauungsleber **188**, 98.
Schatiloff, Fabian, Nägeli: Leukämie **190**, 436.
Schede, Fr.: Aneurysma dissecans der Aorta **192**, 52.
Scheel, O.: Gefäßmessungen und Arteriosklerose **191**, 135.
— Nebennierensekretkörnchen **192**, 494.
Scheidemantel: Adrenalininjektion bez. Aortenverkalkung der Kaninchen **181**, 363.
Scheier: Sektion des Nasenrachenraums **157**, 339.
Schenkl: Fötale Riesenniere und Entwicklungsgeschichte der Niere **173**, 247.
Schickele: Zysten der weiblichen Adnexe und Adenomyome der Tuben **169**, 44. 183.
Schilling, K.: Multiple Nebenmilzen **188**, 65.
Schilling, V.: Die Kupfferschen Sternzellen der Leber **196**, 1.
Schirokogoroff: Arteriosklerose nach Adrenalininjektionen **191**, 482.
— Primäres Sarkom des Pankreas **193**, 395.
Schlagenhaufer: Lymphosarkom der bronchialen Lymphdrüsen und des Ösophagus **164**, 147.
— Angioma racemosum der Arteria alveolaris inferior **178**, 446.
— Aktinomykose des Menschen **184**, 491.
— Familiäre Splenomegalien **187**, 125.
— Coxitis gonorrhoica bzw. Pfanne **194**, 182.
Schlesinger, A.: Plasmazellen und Lymphozyten **169**, 428.
Schlesinger, E.: Pankreas bei hereditärer Lues **154**, 501.
— Blutgefäßendotheliom auf Hämorrhoidenbasis **180**, 515.
Schliefstein: Histogenese sogen. Riesenzellen **175**, 534.
Schmauch: Endoglobuläre Körperchen in den Erythrozyten der Katze **156**, 201.
Schmaus und Böhm: Leber bei Phosphorvergiftung und Struktur der Leberzellen **152**, 261.
Schmidt, M. B.: Ganglienzellenhaltiges wahres Neurom des Sympathikus **155**, 557.
— (und Laqueur): Lage des Zentrums der Macula lutea im Gehirn **158**, 466.
— Spaltbildungen des mittleren Stirnfortsatzes, Mißbildungen der Nase **162**, 340.
— Hämosiderin und Melanin **163**, 151.
— Milzzysten und Milzgewebshernien **164**, 50.
— Pacchionische Granulationen bzw. Sarkom und Psammom der Dura mater **170**, 429.
Schmidt, Mor.: Plötzliches Ergrauen der Haare **156**, 190.
Schmieden: Leberzirrhose und multiple Adenombildung der Leber **159**, 290.
— Leberkavernome, Bau und Genese **161**, 373.

Schmieden: Muskelentartung bei chronischer Tuberkulose **161**, 410.

Schmincke: Multiplizität maligner Tumoren **183**, 160.

— Endokardiale Taschen bei Aorteninsuffizienz **192**, 50.

— (und Rosenberger): Toxische Graviditätsmyelitis **184**, 329.

Schmolck: Familiärer Zwergwuchs im Hochgebirgstal **187**, 105.

Schmorl: Traktionsdivertikel des Ösophagus **179**, 190.

Schneider: Blutplättchengenese **174**, 294.

Scholz, Fr.: Meningeales und zerebrales Cholesteatom **184**, 255.

Schöne: Sarkom und Karzinom in einer Schilddrüse beim Hunde **195**, 169.

Schönemann: Umwandlung (Metaplasie) des Zylinder- in Plattenepithel bei Ozäna **168**, 22.

Schönenberger: Osteomalazie und Riesenzellsarkom **165**, 189.

Schöppler: Leberregeneration u. Adenombildung bei akuter Atrophie **185**, 402.

— Hernia retroperitonealis Treitzii **188**, 235.

Schorr: Wolfsrachen vom Standpunkte der Embryologie und pathologischen Anatomie **197**, 16.

Schottelius: Malignes Granulom der mediastinalen Drüsen **185**, 226.

Schreiber: Sog. „Schatten" der Harnsäurekristalle **153**, 147.

— Mißbildung des Herzens **173**, 387.

Schridde: Magenschleimhautinseln im Ösophagus **175**, 1. **179**, 562.

— Angeborener Mangel des Processus vermiformis. Entwicklungsgeschichte des Blinddarms **177**, 150.

— Physiologie der Magenschleimhautinseln im Ösophagus **186**, 418.

— Epithelproliferationen im embryonalen Ösophagus **191**, 178.

Schrohe: Teleangiektasien der Leber **156**, 37.

Schrötter, v.: Mikrophotographie mit ultraviolettem Lichte **183**, 343.

Schrumpf: Zelleinschlüsse bei Variola, falsche „Protozoen" **179**, 461.

Schuchardt: Syphilitische Mastdarmgeschwüre **154**, 46.

Schüller: Künstliche Atmung **151**, 176.

— und Brosch: Zur künstlichen Atmung **153**, 347.

Schultze-Bonn: Multiple Gliome des Rückenmarks **158**, 583.

Schultze, W. H.: Bacillus phlegmones emphysematosae **193**, 419.

Schürmayer: Staphylomykosis des Kniegelenkes **152**, 459.

Schwalbe, E.: Umwandlungen der roten Froschblutkörperchen bei den extravaskulären Gerinnung **158**, 80.

— Hernie der Bursa omentalis **177**, 561.

— Definition des Begriffs: Mißbildungen **189**, 526.

— Genese der Geschwülste **196**, 330.

— und Solley: Blutkörperchen bei Toluylendiamin-Vergiftung **168**, 399.

Schwalbe, K., und Lubarsch: Magenschleimhautinseln des Ösophagus **179**, 60.

Schwarz, Gottfr.: Zellformen im großen Netz des Kaninchens **179**, 209.

— Phlebitis migrans **182**, 178.

Schwarz, L.: Epithelioma papillare mit partieller Spontanheilung **175**, 507.

Schwedenberg: Karzinose des Ductus thoracicus **181**, 295.

Schweitzer: Thrombose bei Chlorose **152**, 337.

Schweizer: Divertikelbildung bei Appendizitis **185**, 278.

Sehrt: Fetthaltige Pigmente **177**, 248.

— Knochenbildung in der Haut **200**, 395.

Selberg: Das maligne Adenom **160**, 552.

Seltsam: Abdominelle Nebenlunge **180**, 549.

Senger, E.: Operative Behandlung der angeborenen Hüftgelenksluxation älterer Patienten **154**, 263.

Sepp (und Wlassow): Bewegung und Emigration der Lymphozyten des Blutes **176**, 185.

Shinger: Staubinhalation bei Kindern **200**, 207.

Sick, C.: Lymphangiome **170**, 9. **172**, **445**.

— Schaumzellentumor der Haut **179**, 550.

Siegert: Zuckergußleber und die perikarditische Pseudoleberzirrhose **153**, 251.

Silbergleit: Entstehung der akuten allgemeinen Miliartuberkulose **179**, 283.

Silberstein, D.: Metastase in einem Thrombus der Vena cava inferior bei primärem Adenocarcinoma myxomatodes **157**, 183.

Simmonds: Kompensatorische Hypertrophie der Nebenniere **153**, 138.

— Nebennierenblutungen **170**, 242.

— Nebennierenschrumpfung bei Morbus Addisoni **172**, 480.

— Bakteriologische Blutuntersuchungen an der Leiche **175**, 418.

— Alterssäbelscheidentrachea **179**, 15.

— Angioma racemosum und serpentinum des Gehirns **180**, 280.

— Frühformen der Samenblasentuberkulose **183**, 92.

Simon, W.: Hermaphroditismus verus **172**, 1.

Sklifossowsky: Gutartige papilläre Geschwülste der Magenschleimhaut **153**, 130.

Slawyk und Östreich: Riesenwuchs und Zirbeldrüsengeschwulst **157**, 475.

Slingenberg: Mißbildungen von Extremitäten **193**, 1.

Sokoloff: Adenokarzinom mit Flimmerepithelzellen in der Leber **162**, 1.

Sokolowsky: Zur pathologischen Anatomie der Lepra **159**, 521.

Solley (und Schwalbe): Blutkörperchen bei Toluylendiamin-Vergiftung **168**, 399.

Sorgo: Neurofibrome. Patellarreflexe bei Querschnittläsionen des Rückenmarks **170**, 399.

Sormani: Plasmazellen bzw. Magenkrebs **184**, 177.

Spangaro (und Salvioli): Einfluß des Nervensystems auf Infektion **155**, 98.

Spiegel, L.: Schwefelstoffwechsel beim Menschen **166**, 364.

— Weigertsche Elastinfarbstoffe **189**, 17.

Spude (und Eberth): Familiäre Endotheliome **153**, 60.

Ssobolew: Morphologie der inneren Sekretion des Pankreas (Langerhanssche Inseln) **168**, 91.

— Endotheliale Neubildungen **161**, 56.

— Struma der Langerhansschen Inseln der Bauchspeicheldrüse **177 B**, 123.

Stahr: Kongenitaler Tumor am kleinen Finger **151 B**, 97.

— Endokard-Tumoren **199**, 162.

Starck: Sarkome des Ösophagus **162**, 256.

Stein, R.: Struktur der Parasiten der Malaria tertiana **159**, 322.

Stein, von: Kristallisation des Hämoglobins **162**, 477.

Steinert: Embryoide chorionepitheliomartige Geschwülste der Keimdrüsen **174**, 232.

Steinhaus: Kongenitaler Tibiadefekt **163**, 227.

— Mischgeschwülste der Speicheldrüsen **168**, 233.

Steinhaus (und Bregman): Lymphosarkom des Mittelfells **172**, 410.
— — Hypophysisgeschwülste **188**, 360.
Stephanowitsch und Dantschakoff: Resorption von Amyloid **193**, 549.
Sternberg, C.: Endarteriitis und Endophlebitis obliterans bzw. Spontangangrän **161**, 199.
— Agenesie der Milz **173**, 571.
— W.: Wirkung der Buttersäuren **152**, 207.
Stertz (u. Morgenroth): Syphilitische Antikörper im Liquor cerebrospinalis bei Paralyse (Wassermannsche Reaktion) **188**, 166.
Stöber: Cor triatriatum mit Lungenvenenkreuzung **193**, 252.
Stöltzner: Pseudorachitische Skeletterkrankung beim Hunde **177**, 466.
— Metallfärbungen verkalkter Gewebsteile **180**, 362.
Stolz: Gasbildung in den Gallenwegen **165**, 90.
Storch: Stützgerüst des Zentralnervensystems, pathologisch-anatomische Vorgänge **157**, 127. 197.
Stradomsky: Oxalsäurebildung im menschlichen Körper **163**, 404.
Strauß, H., und Myer: Hypersecretio continua chronica des Magens **154**, 529.
— — Hypersecretio continua chronica des Magens (Nachtrag) **159**, 365.
Strube, G.: Allgemeine Neurofibromatose mit Gliom des Rückenmarks **151 B**, 78.
Strueff: Bakterielle Lungenembolie **198**, 211.
Studenski: Staphylokokkenmykosis d. Haut bei Diabetes mellitus **174**, 29.
Stursberg: Gelatineeinspritzungen bez. Nierenerkankungen **167**, 351.
Sudsuki: Lungenemphysem **157**, 438.
Sumikawa: Arteriosklerose **196**, 232.
Sumita: Eisenreaktion kalkhaltigen Gewebes **200**, 220.
Süssenguth: Nasengliome **195**, 537.
Sutter: Metastasen des primären Nierenkarzinoms **168**, 305.
Swart: Pathologische Blutbildung bei Kindern **182**, 419.

T.

Takata: Parostale Knochenneubildung **192**, 248.
Tauffer: Sarkom auf narbig-lupösem Boden **151 B**, 272.
Tedeschi: Heterotopie grauer Hirnsubstanz bei einer Idiotin **169**, 284.
Tendlau: Atrophia cutis idiopathica **167**, 465.
Theile: Angiome und sarkomatöse Angiome der Milz **178**, 296.
Theodorow: Primäre Leberkarzinome **193**, 407.
Thoma: Atypische Formen der Kapillarrückbildung **165**, 123.
— Wachsartige Umwandlung der Muskelfasern **186**, 64. **195**. 93. **200**, 22.
— Synostosis suturae sagittalis **188**, 248.
— Netzförmige Anordnung der quergestreiften Muskelfasern **191**, 192.
Thomé (und Freund): Eierstocksschwangerschaft **183**, 54.
Thompson: Embryonale Entwicklungsstörungen bzw. Zysten in der Niere **188**, 551.
Thorel: Hyaline Körper der Magen- und Darmschleimhaut **151**, 319.
— Viszerale Syphilis **158**, 274.
— Niereninfarkte **157**, 189.
— Nebenpankreas **173**, 281.
Thudichum: Urobilin **153**, 154.
— Chemischer Prozeß der Gallensteinkrankheit **156**, 384.
Tièche: Benigne Melanome (Chromatophorome) der Haut — „blaue Nävi“ **186**, 212.

Tiesenhausen, v.: Implantation von Embryonalgewebe **195**, 154.

Tischner: Leberveränderungen nach Unterbindungen und Phosphorvergiftung am Kaninchen **175**, 90.

Tollens: Markkegelobliteration der Kaninchenniere **177**, 477.

Tomita: Knochentransplantation **191**, 80.

Torkel: Kongenitale Pylorushyperplasie, eine Entwicklungsstörung **180**, 316. **181**, 199.

Török, von: Schädelkapazitäts-Messungen **159**, 248. 367.

Toyosumi: Rektumstenose durch Karzinom und Myelom **191**, 70.

— Intimatuberkel in kleinen Lungenarterien **191**, 403.

Trachtenberg: Arachnoideale Epidermoide und Dermoide des Hirns und Rückenmarks **154**, 274.

Trautwein: Galopprhythmus und Hemisystolie **189**, 22.

Trzaska-Chrzonszczewsky: Physiologische Injektion der Blut- und Lymphgefäße **153**, 110.

— — Vasomotorische Nerven **157**, 373.

Trzebiński: Endoneurale Wucherungen **199**, 454.

Tschistowitsch und Akimow-Peretz: Amyloider Tumor der Retroperitonäaldrüsen **176**, 313.

— und Kolessnikoff: Multiples diffuses Myelom (Myelomatosis ossium) mit reichlichen Kalkmetastasen in die Lungen und andere Organe **197**, 112.

— Verödung und hyaline Entartung der Malpighischen Körperchen der Niere **171**, 243.

Tsuchiya: Schistosomiasis japonica, eine neue parasitäre Endemie **193**, 323.

Tsunoda: Stenose des Ductus choledochus bez. biliärer Leberzirrhose **193**, 213.

Tsunoda: Über tuberkelähnliche Knötchenbildung, verursacht durch Eier von Schistosomum japonicum **197**, 425.

— Knochenbildung aus verlagerten Periostosteoblasten **200**, 93.

U.

Ültzen: Syphilis deutschen Ursprungs, 1496, von Theodor. Ulsenius **162**, 371.

Umbreit: Lebervenen- und Pfortaderthrombose **183**, 102.

Unger, E.: Das Colostrum **151**, 159.

— Zystadenom der Mamma beim Manne **165**, 550.

Ungermann: Athyreosis und vikariierende Zungenstruma **187**, 58.

— Duodenitis phlegmonosa **193**, 445.

V.

Valentin: Letale Verbrennungen bzw. Schilddrüse **191**, 42.

Vannini: Stoffwechsel bei Chlorose **176**, 375.

de Vecchi: Hypernephrom der Leber **177**, 133.

— Nierensarkom mit chromaffinen Zellnestern **182**, 282.

— Doppelseitige Nebennierenzysten **200**, 151.

Velich: Kompensatorische Hypertrophie der Nebenniere **154**, 568.

— Nebennierenglykosurie **184**, 345.

Venulet: Chorionepitheliomähnlicher Harnblasenkrebs beim Manne **196**, 73.

Verderame: Augenveränderungen bei Leukämie **200**, 367.

Verebély, von: Branchiale Epithelkörperchen **187**, 80.

Veszprémi: Akute Leukämie **184**, 220.

Vinci: Wirkung des Eukain und ähnlicher Körper **154**, 549.

Virchow, R.: Neue Folge der Bände des Archivs **151**, 1.

Virchow, R.,: De ossificatione pathologica, 1847 **151**, 538.
— Orthographie und Interpunktion im Archiv **155**, 1.
— Zum neuen Jahrhundert **159**, 1.
— Ein alter Bericht über die Gestaltung der pathologischen Anatomie in Deutschland, wie sie ist und wie sie werden muß (1846) **159**, 24.
— Bestimmung der Schädelkapazität **159**, 288.
— Psammom **160**, 32.
— Milzpigment- und blutkörperchenhaltige Zellen **160**, 473.
— Traumatizismus und Infektion **162**, 163.
— Bindewegebshäute und Lymphspalten **162**, 541.
— Hämosiderin und Melanin **163**, 153.
— Brand im Pathologischen Institut **163**, 181.
— Rachitis foetalis **166**, 192.
— Danksagung f. 80. Geburtstag **167**, 1.
— Rede vom Jahre 1845: Über das Bedürfnis und die Richtigkeit einer Medizin vom mechanischen Standpunkte **188**, 1.
Visentini: Regeneration der Pankreasgänge **195**, 555.
Vix: Leberzirrhose im Kindesalter **192**, 266.
Vogel, G.: Durchgängigkeit der unversehrten Haut des Warmblüters **156**, 566.
Vogel, R.: Abdominales Lungengewebe **155**, 235.

W.

Wächter: Bilirubinkristalle bei Ikterus gravis **190**, 533.
Wagener, O.: Oxyuris vermicularis in der Darmwand **182**, 145.
Wagner, K. E., und Qwiatkowski: Syphilis des Herzens **171**, 369.
Wakeman (und Herter): Adrenalinglykosurie und andere Pankreasgift-Glykosurien **169**, 479.
Walbaum: Quergestreifte Muskulatur bzw. Fettinfiltration **158**, 170.
— Ependym der Hirnventrikel bei tuberkulöser Meningitis **160**, 85.
— Akute eitrige Peritonitis **162**, 501.
— Paralysis agitans, pathologische Anatomie **165**, 227.
Waldvogel: Autolyse und fettige Degeneration **177**, 1.
Waljaschko: Elastisches Gewebe in Neubildungen **187**, 286.
Wallenfang: Symmetrische Erkrankung der Tränen- und Mundspeicheldrüse **176**, 90.
Walsem, van: Operationsverfahren zur Schädelöffnung **163**, 154.
— Schädelaufsägen **170**, 366.
Wanner: Akute Anämie bzw. Schilddrüse **158**, 29.
Waschkewitsch: Großzellige Herde in den Milzfollikeln bei Diphtheritis und andern Affektionen **159**, 137.
Wassermann, M.: Septische Nabelinfektion mit Bacillus pyocyaneus **165**, 342.
Watanabe: Lymphbahnen bei chronischer Bronchitis **165**, 80.
Waterman: Arteriosklerose nach Adrenalininjektionen **191**, 202.
Weber, F. Parkes: Akute Leukämie **174**, 324.
Weber, Gust.: Varikös-kavernöse Geschwülste des Septum atriorum **187**, 368.
Wegelin: Adenokarzinom und Adenom der Leber **179**, 95.
Weinberg: Ursachen der Mehrlingsgeburten **171**, 340.
Weinstein: Mißbildung am Urogenitalapparat **185**, 363.
Wellmann: Fettsynthese in kernlosen Zellen **189**, 282.

Wenner: Herzmißbildungen **196**, 127.
Werner, Fr.: Kongenitale Lipome und schwanzähnliche Bildungen **193**, 109.
Westenhoeffer: Schaumorgane und Gangrène foudroyante **168**, 185; **176**, 368.
— Kadaveröse Fettembolie der Lungenkapillaren **170**, 517.
— Pachymeningitis carcinomatosa u. Colibacillosis agonalis **175**, 364.
— Eisenhaltige Bakterienzylinder der Niere bei puerperaler Sepsis **188**, 87.
Wichmann, P.: Ätiologie der Prostatahypertrophie **178**, 279.
Wieland: Lymphosarkom der Knochen **166**, 103.
— Der angeborene Weich- oder Lükkenschädel **197**, 167.
Wiesel: Pathologie des chromaffinen Systems **176**, 103.
— Gliome der Nebennieren **180**, 553.
— Chromaffines System bei Hitzschlag **183**, 163.
Wiget: Struma mit Kautschukkolloid und Tumoren mit ähnlichen Massen **185**, 416.
Willanen (und Morgenroth): Wiedergewinnung des Diphtherietoxins aus der Antitoxinverbindung **190**, 371.
Wimmer: Doppelbildungen an den Nieren, entwicklungsgeschichtliche Deutung **200**, 487.
Winkler, K.: Verschleppung bösartiger Geschwülste durch das Lymphgefäßsystem **151 B**, 195.
— Eklampsie **154**, 187.
— Myelom, anatomisch und klinisch **161**, 252. 508.
— M.: Psammome der Haut und des Unterhautgewebes **178**, 323.
Winogradow: Kali chloricum-Vergiftung **190**, 92.
Wlassow: Sarcome angioplastique **169**, 220.
Wlassow und Sepp: Bewegung und Emigration der Lymphozyten des Blutes **176**, 185.
Wohlwill: Multiple Milzzysten, Genese **194**, 306.
Woinitsch-Sianoschensky: Herzbeuteloperationen (Besprechung) **151**, 380.
Wolf: Luftembolie, experimentell **174**, 454.
Wolff, Alfr.: Rückenmarksabszeß **198**, 545.
— und L. Michaelis: Granula in Lymphozyten **167**, 151.
Wolff II, Br.: Ovarialzysten **166**, 256.
Wolff, Gustav: Physiologische Grundlage der Lehre von den Degenerationszeichen **169**, 308.
Wolff, Julius: Funktionelle Knochengestalt **155**, 256.
Wolff, M.: Nierenresektion und ihre Folgen (Besprechung) **161**, 365.
— und J. Israel: Zur Aktinomyzesfrage **151**, 471.
Wolownik: Adrenalin, experimentelle Untersuchungen **180**, 225.
Woolley: Mesotheliom der Nebennieren **172**, 301.
Woskresensky: Uterus cysticus **163**, 107.
Woudenberg: Vergrößerung der Schilddrüse bei Haustieren **196**, 107.
Wright: Entstehung der Blutplättchen **186**, 55.
Wrzosek: Latenter Mikrobismus **178**, 82.
Wyssokowicz: Pharyngitis keratosa punctata **189**, 275.

Y.

Yamagiwa: Kakke (Beri-Beri) **156**, 451.
— Neue Färbung der Neuroglia **160**, 358.

Z.

Zahn: Tuboovarialzysten **151**, 260.
Zand: Blut bei Meningitis **192**, 1.

Zaudy: Ablagerungen in Lebern von Hähnen (Urate, Xanthin, Guanin) **156**, 195.
Zehbe: Bösartige Epithelgeschwülste der Schilddrüse **197**, 240.
Zeliony: Quergestreifte Muskulatur an der Injektionsstelle des Schlangengiftes **179**, 36.
Zieler: Paget's disease bzw. Karzinom **177**, 293.
Ziem: Katarakt bzw. Nasenkrankheiten **162**, 238.
Zipkin: Hyalinähnliche kollagene Kugeln in malignen Strumen **182**, 374.
— Fett im Muskel nach Durchquetschung des Halsmarkes **185**, 478.
Zipkin: Riesenzellen mit randständigen Kernen in Sarkomen **186**, 240. **187**, 195.
— Adeno-Rhabdomyom der linken Lunge und Hypoplasie der rechten **187**, 244.
Zöpffel: Darm bei Megakolon bzw. Pseudomegakolon **198**, 119.
Zusch: Multiple Fibrome bzw. Neurofibrome **160**, 407.
Zypkin, S. M.: Zur Pathogenese der Bluterkrankungen **174 B**, 103.
— Angeborene Hypoplasie der Leber **194**, 63.

B. Sachregister.

A.

Abdominales Lungengewebe **155**, 235.
Abdominelle Nebenlunge **180**, 549.
Abdominalzysten **167**, 29.
Aberrierendes Lungengewebe bzw. Pleurageschwulst **176**, 180.
Ablagerungen von Glykogen **183**, 188.
— in Lebern von Hähnen **156**, 195.
Abnorm weite Foramina parietalia **200**, 359.
Abnormitäten am Schwanzende menschlicher Föten **180**, 334.
Abstammung der Blutplättchen **178**, 43. 510. **179**, 575.
Absteigende Hinterstrangsdegeneration **179**, 1.
Abszesse, Wirkung der sog. Fixations- **156**, 529.
—, sog. idiopathische der Leber **161**, 435.
— der Leber, Ätiologie **163**, 134.
— — nach retrograder Embolie **182**, 258.
Abszesse des Rückenmarks **198**, 545.
Acephalus (Amorphus) **192**, 371.
Achseldrüsentuberkulose bei Mammatumoren und Milchdrüsentuberkulose **171**, 472.
Achsenzylindertropfen **158**, 456.
Adams-Stokes' Symptom bez. Atrioventrikularbündel (His) **188**, 562.
Addisonsche Krankheit, Nebennierenschrumpfungen **172**, 480.
— Krankheit bez. Hyperplasie des lymphatischen Apparates und der Thymusdrüse **200**, 399.
Adenom des Gartnerschen Ganges **174**, 270.
— des Hodens mit Knorpel, Drüsen und Epidermis **167**, 396.
Adenome der Hypophysis, Entwicklung **188**, 44.
Adenombildung der Leber und Leberzirrhose **159**, 290.
— und Zirrhose der Leber **165**, 540.
Adenome der Leber **174**, 544.

Adenombildung und Regeneration der Leber bei akuter Atrophie **185**, 402.
Adenom, kongenitales, der Lunge **157**, 281.
Adenoma ovarii beim Huhn **198**, 488.
Adenome der Schweißdrüsen **175**, 312.
Adenom der Talgdrüsen bez. Organbau **199**, 82.
Adenomatöse Uterus- und Tubenwucherungen **172**, 394.
Adenoma malignum **160**, 552.
— —, Stellung in der Onkologie **161**, 453.
— — cervicis uteri **154**, 1.
Adenokarzinom mit Flimmerepithel der Leber **162**, 1.
— und Adenom der Leber **179**, 95.
Adenocarcinoma myxomatodes mit Venenthrombusmetastase **157**, 183.
Adenokarzinom der Lunge mit Flimmerepithel **189**, 414.
— und Karzinom des Pankreas **180**, 288.
Adenokystom der Mamma mit Flimmerepithel **156**, 395.
Adenomyome des Ep- und Paroophoron **156**, 507.
Adenomyom des Ligamentum rotundum uteri **158**, 556.
Adenomyome des Pylorus **173**, 137.
— der Tuben **169**, 44. 183.
Adeno-Rhabdomyom der Lunge **187**, 244.
Adhäsionen seröser Häute, Entstehung **160**, 365.
Adnexzysten **169**, 44. 183.
Adrenalin, experimentelle Untersuchungen **180**, 225.
Adrenalinglykosurie **169**, 479.
Adrenalininjektion bez. Aortenverkalkung der Kaninchen **181**, 363.
— bez. Zuckerausscheidung **174**, 383.
Adrenalininjektionen bez. Arteriosklerose **191**, 202. 482.
— — und Nebennieren **192**, 338.
Adrenalinwirkung, subkutane **194**, 114.
Affenknochen-Deformationen **171**, 167.
Affenrachitis **172**, 174.
Affentuberkulose **190 B**, 196.
Afrika, Infektionskrankheiten der Neger **174 B**, 1.
Agenesie der Milz **173**, 571.
Agonale Kolibazillose **175**, 364.
Akklimatisation und Tropenmalaria **155**, 322.
Akromegalie **164**, 344.
— und Hypophysentumor **176**, 115.
— bez. Hypophysengeschwülste **187**, 197.
— bez. quergestreifte Muskulatur **174**, 401. **179**, 571.
— und Syringomyelie ohne Hypophysis-Veränderungen **190**, 1.
Aktinomyzes **151**, 471.
Aktinomykose und ihre Erreger **152**, 399.
— des Menschen **184**, 491.
— der Lunge, primäre **171**, 257.
— —, Leber und des Herzens **171**, 278.
Akzessorisches Pankreas **198**, 392.
Aleuronat. Pleuritis des Kaninchens **163**, 84.
Alimentäre Oxalurie **160**, 173.
Alkali bez. antibakterielles Vermögen der Blut- und Gewebeflüssigkeiten **156**, 329.
Alkoholismus und Degeneration **175**, 185.
— und Leberzirrhose **184**, 304.
Allylsenfölwirkung auf Leber und Niere **180**, 477.
Alopecia praematura **157**, 77.
Altersgesetz der Widerstandskraft **187**, 163.
Alterssäbelscheidentrachea **179**, 15.
Altersveränderungen der Ganglienzellen im Gehirn **190**, 124. **191**, 168.
Ambulatorische Pest **179**, 337.
Amerika, Zentral-, Ankylostomiasis **157**, 458.

Amerika, Zentral-, Gelbfieber **160**, 504.
Amöben, enzystierte? Pseudotuberkulose, im Dickdarm **185**, 517.
Amorphus (acephalus) **192**, 371.
Amphibien, Guaninkristalle **196**, 566.
— Harnsteine **158**, 514.
Amylacea, corpora, der Lungen, Genese **196**, 221.
Amyloidätiologie **192**, 226.
Amyloidentartung der Leber **153**, 353.
Amyloidentwicklung und Resorption **187**, 1.
Amyloiderkrankung, zwei Stadien **155**, 382, 399.
Amyloiderzeugung, experimentelle **152**, 397.
Amyloidfärbung und Amyloiddegeneration **180**, 346.
Amyloidosis, Ätiologie **152**, 162.
Amyloid des Herzens **187**, 35.
Amyloidose der Nieren **182**, 297.
Amyloidorgane, gefärbt, Konservierung **159**, 570.
Amyloidpräparate, haltbare **180**, 359.
Amyloidgeschwülste der oberen Luftwege **159**, 117.
Amyloid, lokales, der oberen Luftwege **160**, 583.
— — und allgemeines **184**, 137.
Amyloidniere bez. Heilung **194**, 286.
Amyloidtumoren des Kehlkopfes und der Lunge **174**, 130. **175**, 539.
Amyloidresorption **193**, 549.
Amyloider Tumor der Retroperitonäaldrüsen **176**, 313.
Amyloidtumoren, metastasierende (Lymphosarkom) **185**, 251.
Amyloidkörperchen im Zentralnervensystem, Entstehung **184**, 454.
Analdrüsenkarzinom beim Hunde **199**, 82.
Anämie, akute, bez. Schilddrüse **158**, 29.
—, perniziöse, und embryonale Blutentwicklung **153**, 537.
Anaemia perniciosa bez. Nieren **192**, 324.
Anämien, Stoffwechselversuche bei schweren **159**, 221.
Anämie, Eisenwirkung **164**, 436.
Anaplasie **162**, 549. **163**, 174.
— bez. Entstehung bösartiger Geschwülste **167**, 533.
Anästhesie durch Infiltration **153**, 466.
Anatomische Veränderungen bez. chemische bei fettiger Degeneration **181**, 509.
Anenzephalie und Amyelie **151**, 346. 438.
Aneurysmen, Pathogenese **165**, 439.
Aneurysma der Aorta und Syphilis **171**, 177.
— arteriae hepaticae mit Leberzysten **194**, 71.
— dissecans aortae **192**, 52.
— des Ductus Botalli **166**, 513.
— der Pulmonalarterie **180**, 462.
— spurium **179**, 537.
— sinus Valsalvae aortae bez. Ventrikelseptum **182**, 167.
Aneurysmen, traumatische, der Aorta **183**, 440.
Angeborene Atresie des Kehlkopfes **182**, 64.
Angeborene Bronchiektasen **154**, 300.
— Anlage für Entstehung des Chorionepithelioms **180**, 172.
—, abnorm weite Foramina parietalia **200**, 359.
— Herzhypertrophie **178**, 264.
— Hüftgelenksluxation, Behandlung **154**, 263.
— Hypoplasie der Leber **194**, 63.
— Muskeldefekte **170**, 175.
— Syphilis, Riesenleberzellen **182**, 237.
Angina staphylococc. septica bzw. Periarteriitis nodosa **192**, 305.
Angiome, Bau, Wachstum und Genese sowie Zystenbildung **151**, 381.

Angioma cavernosum, Genese **165**, 427.
Angiome, warzenförmige, der Haut **189**, 433.
Angiomaca vernosum im Herzen **153**, 22.
Angiom der Milz **194**, 500.
Angioma racemosum arteriale corporis callosi **168**, 341.
— — der Arteria alveolaris inferior. **178**, 446.
— — und serpentinum des Gehirns **180**, 280.
Angiome und angiomatöse Sarkome der Milz **178**, 296.
Angiomatöse Obliteration des Pfortaderstammes **197**, 490.
Angioneurotische Basis für Hautentzündungen **174**, 198.
Angioplastisches Sarkom **169**, 220.
Ankylostomiasis in Zentralamerika **157**, 458.
Anthrakose der Lunge, Ursprung **187**, 183.
Anthrakotisches Pigment der Lunge, Einbruch in Blutgefäße **191**, 1.
Antibakterieller Einfluß von Kohlensäure und Alkali **156**, 329.
Antifermente **183**, 169.
Antikörper, syphilitische, bei Paralyse **188**, 166.
Antiseptische Wirkung von Salizyl-Aldehyd und Benzoësäure-Anhydrid **157**, 416.
Antitoxinverbindung bzw. Wiedergewinnung des Toxins der Diphtherie **190**, 371.
Aorta, Aneurysma dissecans **192**, 52.
—, — sinus Valsalvae bzw. Ventrikelseptum **182**, 167.
— des Kaninchens bei Eiweißinjektion **198**, 248.
Aorteninsuffizienz bzw. endokardiale Taschenbildung **192**, 50.
Aortaveränderungen nach Metalleinspritzungen **199**, 238.
Aortenruptur **155**, 388.
Aorta, Syphilis der Media **170**, 257.
— bei Syphilis **178**, 406.
—, Zerreißungen und traumatische Aneurysmen **183**, 440.
Aortitis chronica bzw. Herzmuskulatur **197**, 433.
Aortenaneurysma und Syphilis **171**, 177.
Aortenklappen, normaler Bau und Sklerose **176**, 472.
Aortenruptur und Arteriosklerose im Kindesalter **181**, 382.
Aortitis syphilitica **177**, 508.
Aortenverkalkung der Kaninchen nach Adrenalininjektion **181**, 363.
Aplasie und Riesenwachstum des Ovarium bei Säugetieren **198**, 472.
Appendix und Appendizitis **195**, 175.
Appendizitis **198**, 193.
— mit Divertikelbildung **185**, 278.
Arachnoideales Epidermoid **154**, 274.
Archiv, neue Folge der Bände **151**, 1.
—, Orthographie und Interpunktion **155**, 1.
— und R. Virchow **170**, 2.
—, an die Leser des — **171**, 1.
—, Rückblicke **200**, 1.
Argyrie **193**, 148.
Arrosion der Nierenvene bei Magengeschwür **173**, 204.
Artefakte, hämatologische **154**, 383.
Arterien mit ausgedehntem Hyalin **192**, 536.
—, Intimatuberkel der Pulmonalisäste **191**, 403.
— der Extremitäten, Mediaverkalkung **171**, 141.
Arterienmediaverkalkung in den Extremitäten **191**, 402.
Arterien, kleine, Veränderungen bei Nierenerkrankungen **159**, 541.
—, —, bei Nierenerkrankungen **180**, 543.
Arterielle Gefäße bei interstitieller Nephritis **177**, 485.

Arterien, syphilitische Erkrankung der Gehirn- **164**, 355.
Arterienintima, Knochenbildung **166**, 13.
Arterienwand mit Knochenbildung **167**, 191.
Arterien, chronische Aortitis und Koronararterienerkrankung bzw. Herzmuskulatur **197**, 433.
—, Periarteriitis nodosa **197**, 71.
Arteria alveolaris inferior, Angioma racemosum **178**, 446.
Arteriae coronariae bzw. Papillarmuskeln **199**, 187.
Arteria hepatica, Aneurysma und Leberzysten **194**, 71.
— —, Unterbindung bzw. Leberveränderungen **175**, 90.
— pulmonalis, Aneurysma **180**, 462.
— —, Parenchymzellenembolie **151**, 297.
Arterientuberkulose **186**, 135.
Arterienwandungen, Erkrankungen bzw. Myokarditis **159**, 447.
Arteriitis nodosa **199**, 214.
Arteriosklerose **196**, 232.
— nach Adrenalininjektionen **191**, 202. 482.
— und Gefäßmessungen **191**, 135.
— bez. Gefäßnerven **198**, 554.
— im Kindesalter **181**, 382.
— bez. Nebennieren und Adrenalininjektionen **192**, 338.
— bez. Nephritis **178**, 367.
— bez. chronischer Nephritis **195**, 228.
— in den Nierenarterien **181**, 568.
— bez. renalen Ödems **196**, 313.
— der Pulmonalarterie **178**, 427.
—, Fehlen bei Schrumpfniere 188, 527.
—, Ursache **196**, 303.
Aspergilluspneumonie **169**, 163.
Asymmetrie des Schädels bei fötaler Chondrodystrophie **189**, 12.
Aszites bei Leberzirrhose **187**, 111.
Aszitesflüssigkeit, elektrische Leitfähigkeit bei Niereninsuffizienz **183**, 180.
Atelektase, Schicksale der fötalen **191**, 28.
Atherom der Herzklappen **162**, 545.
Athyreosis bez. Skelettveränderungen **184**, 56.
— und vikariierende Zungenstruma **187**, 58.
Ätiologie des Amyloids **192**, 226.
— und Biologie der Geschwülste **172**, 261.
— der bösartigen Geschwülste **186**, 478.
— des Karzinoms, parasitäre **174**, 96.
— der primären Nebenhodentuberkulose **180**, 179.
— der Orientbeule **178**, 112.
— der Prostatahypertrophie **178**, 279. **180**, 539.
— der Rachitis **186**, 1.
— und Pathogenese des Schwarzwasserfiebers **174**, 509.
— des Verbrennungstodes **180**, 367.
Atmosphärendruckänderung bez. Lungenventilation **157**, 550.
Atmung, künstliche **151**, 176. **153**, 347.
—, physikalische Funktionsprüfung **153**, 161.
Atresia ani **154**, 81.
Atresie des Dünndarms **185**, 208. **196**, 168.
Atresia duodeni und andere Mißbildungen **199**, 401.
Atresie des Kehlkopfes **182**, 64.
Atresie des Ösophagus, kongenitale, mit Trachealfistel **192**, 112.
Atresia vaginae, Pyometra **151**, 63.
Atrioventrikularbündel (His) bez. Adams-Stokes' Symptom **188**, 562.
Atrophie, akute, der Leber mit Regeneration und Adenombildung **185**, 402.
Atrophia cutis idiopathica **167**, 465.
— progressiva der Muskeln **158**, 105.

Atrophie der Muskulatur, Kernveränderungen **160**, 75.
—und Hyperplasie der Muskeln **165**, 263.
Atypische Formen der Kapillarrückbildung **165**, 123.
Ätzkeratitis, Granulafärbung **175**, 46.
Ätzung der Magenschleimhaut, pathologische Physiologie **185**, 524.
Auge, normales und myopisches, bez. elastischen Gewebes **183**, 465.
—, der Greisenbogen **182**, 407.
—, Katarakt bez. Nasenkrankheiten **162**, 238.
Augenveränderungen bei Leukämie **200**, 367.
Auge, Lidspaltenfleck und sein Hyalin **182**, 194.
— postmortale Pupillenveränderungen **173**, 172.
—, Gliom der Retina **161**, 338.
—, Netzhautgliom **173**, 354.
Augentuberkulose **190 B**, 90.
Ausgang der Pneumonie in Induration **156**, 164.
Ausscheidung der Harnbestandteile bei Fieber **155**, 11.
Auswurf, Zellen **158**, 297.
Autodigestion, peptisches Magengeschwür **184**, 360.
Autointoxikationen **162**, 375.
Autolyse und fettige Degeneration **177**, 1.
— bez. proteolytischen Leukozytenferments **194**, 342.

B.

Bacillus phlegmones emphysematosae **193**, 419.
— pyocyaneus-Infektion vom Nabel **165**, 342.
— —, Allgemeininfektion **183**, 405.
Bakterien, säurefeste, aus der Tuberkulosegruppe, histologische Differentialdiagnose **160**, 324.
Bakterien, Symbiose zweier Fäzesarten **163**, 365.
Bakterienbefunde bei Leberabszessen **171**, 523.
Bakterielle Lungenembolie **198**, 211.
Bakterienzylinder, eisenhaltige, der Niere bei puerperaler Sepsis **188**, 87.
Bakteriologische Blutuntersuchungen an der Leiche **175**, 418. **184**, 284.
Banti'sche Krankheit und Splenomegalie **172**, 108.
Barometerdruckänderungen bez. Nervensystem **178**, 142.
Basel, Trunksucht als Todesursache **193**, 290.
Basis cranii, Sektionsmethode **163**, 179.
Bauchfell, benigne Mesokolonwucherung des Darmepithels **195**, 487.
Bauchfellfalten und Hernia incarcerata interna **157**, 191.
Bauchfell: Hernien der Regio duodenojejunalis **190**, 510.
Bauchfelltuberkulose bez. Entzündungslehre **179**, 498.
Bauchhöhle, Corpus liberum **155**, 379.
Bauchwand, variköse Geschwulst 155, 396.
Bazilleneinatmung **179**, 266.
Bazillen des Keuchhustens **174**, 530.
Becken, Echinokokkus **157**, 519.
Beginnende Lungenphthise **178**, 173.
Benzoesäure, antiseptisch **157**, 416.
Beri-Beri-Krankheit **152**, 218.
Beri-Beri (Kakke) **156**, 451.
—, Muskulatur und elastisches Gewebe **171**, 389.
Bewegung der Lymphozyten des Blutes **176**, 185.
Biersche Stauung bez. Streptokokkeninfektion **194**, 79.
Bildung der elastischen Faser **185**, 1.
Bildungen an Zellen und Geweben **157**, 106.
Bilharzia **152**, 474.

Biliäre Leberzirrhose nach Verschluß des Ductus choledochus **193**, 213.
Bilirubinkristalle bei Icterus gravis **190**, 533.
Bindegewebe, neue Faserart **189**, 62.
Bindegewebs- und Knocheneinschlüsse in Krebsperlen **191**, 171.
Bindegewebsfaserverflüssigung **163**, 44.
Bindegewebshäute und Lymphspalten **162**, 541.
Biochemische Methode der Nebennierenerkennung **192**, 356.
Blastom der Mamma bez. Metaplasie beim Hunde **199**, 95.
Bleieinspritzung bez. Aortaveränderungen **199**, 238.
Bleisalze bez. örtlicher Veränderungen, Verkalkung **198**, 401.
Blinddarmentwicklung **177**, 150.
Blinddarm bei Darmkatarrhen, bes. bei Kindern **200**, 166.
Blitzwirkungen auf das Nervensystem **170**, 56.
Blut: endoglobuläre Körperchen der Erythrozyten der Katze **156**, 201. 603.
—, Fettgehalt **174**, 163.
—, Gerinnungszentren **154**, 335.
— und Blutserum, elektrische Leitfähigkeit **154**, 466.
— und blutbereitende Organe, Leukozyten mit Metachromasie **187**, 351.
—, Variabilität der Leukozyten **174**, 41.
—, Lipämie, Cholesterämie **172**, 30, 218.
—, akute Lymphämie **171**, 101.
—, Bewegung der Lymphozyten **176**, 185.
—, Verhalten bei Meningitis **192**, 1.
—, Rückfluß aus ischämischen Teilen **153**, 306. 434.
— der Phthisiker, bez. Tuberkelbazillen **197**, 332.
—, Gehalt an Trockensubstanz **179**, 405.
Blutbahn mit Purinkörpern **178**, 464.
Blutbildung bez. Eisen **160**, 235.
—, pathologische bei Kindern **182**, 419.
Blutentwicklung, embryonale und perniziöse Anämie **153**, 537.
Bluterguß im Gehirn **153**, 401.
Bluterkrankungen, Pathogenese **174 B**, 103.
Blutfärbung, vitale, der Leukozyten **178**, 478.
Blutfermente **180**, 185.
Blutflüssigkeit, antibakteriell, bei Kohlensäure- und Alkalieinwirkung **156**, 329.
Blutgefäße, experimentelle Pathologie **192**, 86.
—, physiologische Injektion **153**, 110.
Blutgefäße der Lungen bez. Einbruch des anthrakotischen Pigments **191**, 1.
— der Uteruswand **191**, 456.
Blutgefäßendotheliom auf Hämorrhoidenbasis **180**, 515.
— der Struma **151 B**, 113.
— **151 B**, 151.
— im myomatösen Uterus **190**, 177.
Blutgefäßwand, neue Faserart **189**, 62.
Blutgefäßgeschwülste **157**, 297.
Blutgerinnung, Bedingungen **176**, 10.
Blutinjektion, artfremde, bez. plötzlichen Todes **196**, 92.
Blutkapillaren der Leber bez. Zirrhose **188**, 484.
Blutkörperchen, rote, Entstehung **168**, 504.
—, —, bez. Gerinnung **155**, 135.
Blutkörperchen bez. Gerinnung **173**, 35.
—, rote des Frosches, Umwandlung bei Gerinnung **158**, 80.
—, —, bei Hämoglobinurie **156**, 582.
—, —, Veränderungen, klinische Bedeutung **176**, 47.
Blutkörperchenhaltige Zellen und Milzpigment **160**, 473.

Blutkörperchen, Hülle der roten **165**, 282.
— bei Toluydendiamin-Vergiftung **168**, 399.
Blutkörperchengifte, Übergang auf den Fötus **168**, 501.
Blutkrankheiten bez. Leberzirrhose **177**, 435.
Blutplättchen **164**, 239.
—, Abstammung **178**, 43. 510. **179**, 575.
—, Entstehung **166**, 195. **186**, 55.
—, vitale Färbung **171**, 181.
—, Genese **174**, 294.
Blutströmung und Tuberkulose. Experimentelle Nierentuberkulose **192**, 383.
Blutung, tödliche, bei Ruptur des Carcinoma haematodes der Gallenblase **173**, 552.
Blutungen der Nebennieren **170**, 242.
— bez. Nebennieren **193**, 137.
Blutuntersuchungen, bakteriologische, an der Leiche **175**, 418. **184**, 284.
Blutzelle, Abstammung und Entstehung der roten **151**, 89.
Blutzellen, farblose, vergleichende Morphologie **168**, 353.
—, Kernaustritt **155**, 123.
—, farblose, Beziehungen zueinander **159**, 40. **160**, 1. 307.
Blutzellennekrobiose, Gestalt und Färbung der Zellen **173**, 485.
Bösartige Geschwülste, Entstehung **167**, 533.
Brachydaktylie **151**, 429.
Branchiale Epithelkörperchen **187**, 80.
Braune Lungeninduration, Pigment **161**, 422.
Bromgehalt des Organismus **190**, 524.
Bronchialdrüsen-Lymphosarkom **164**. 147.
Bronchiektasen, angeborene **154**, 300.
Bronchien, lokales Amyloid **160**, 583.
—, sekundäre Veränderungen, Metaplasie **190**, 163.
Bronchitis, chronische, bez. Lymphbahnen **165**, 80.
Bronchitische und postpneumonische Obliterationsprozesse in der Lunge **193**, 488.
Bronchopneumonie bez. Epithelmetaplasie **190**, 350.
Brüche des Rumpfendes **164**, 1.
Bruststich mit nachfolgender Lufteinführung **164**, 507.
Bursa omentalis, Hernie **177**, 561.
Butterähnlicher Inhalt in Mammazysten **179**, 76.
Buttersäuren, Wirkung **152**, 207.

C.

Carcinoma gelatinosum oesophagi **174**, 563.
— haematodes der Gallenblase **173**, 552.
Chemie des Kropfes **169**, 444.
Chemische Nierenuntersuchungen **176**, 413.
Chemische Reaktion der Fettgewebsnekrose **161**, 194.
Chemischer Prozeß der Gallensteinkrankheit **156**, 384.
Chemischer Unterschied der Hypernephrome **169**, 332.
Chemische Theorie der Metachromasie, **200**, 572.
Chemische Untersuchung der Melanome **192**, 514.
Chemische Untersuchungen **198**, 182.
— Veränderungen bei der fettigen Degeneration bzw. der anatomischen **181**, 509.
Chemismus und Technik der Weigertschen Elastinfärbung **170**, 285.
Chiasma nervi optici mit Fortsatz **177**, 171.
Chlorom bez. Leukämie **171**, 504.
Chlorose, Stoffwechsel **176**, 375.
— mit Thrombose **152**, 337.
Cholesteatom, meningeales und zerebrales **184**, 255.

Cholesterämie **172**, 30. 218.
Chondrodystrophia foetalis **166**, 1.
— — mit Asymmetrie des Schädels **189**, 12.
Chondrom des Zwerchfells **156**, 188.
Chondromyxosarkom der Pleura **189**,1.
Chondrosarkom der Harnblase **161**, 70.
— der Scapula **168**, 265.
Chorion, fibrinöse Gerinnungen **177**, 530.
Chorionepitheliom, Entstehung aus angeborener Anlage **180**, 172.
Chorioepitheliome, außerhalb der Plazenta entstanden **174**, 207.
Chorionepitheliom der Harnblase **178**, 451.
Chorionepitheliomfrage **190**, 217.
Chorionepitheliomähnlicher Harnblasenkrebs beim Manne **196**, 73.
Chorionepitheliomartige Geschwülste der Keimdrüsen **174**, 232.
Chromaffines System, Pathologie **176**, 103.
— — bei Hitzschlag **183**, 163.
— Zellnester bei Nierensarkom **182**, 282.
Chromaffinsystem bez. postoperativer Todesfälle **198**, 93.
Chromatische Veränderungen der Leukozyten **195**, 1.
Chromatophorome — benigne Melanome — der Haut **186**, 212.
— medullae spinalis **186**, 229.
Chylangiome des Mesenteriums **181**, 541.
Chyluszysten bez. Hydronephrose **161**, 44.
Colibacillosis agonalis **175**, 364.
Constipatio mulierum chronica **153**, 221.
Colostrum **151**, 159.
Cor triatriatum mit Lungenvenenkreuzung **193**, 252.
Corpora amylacea der Lungen, Genese **196**, 221.
Corpus liberum der Bauchhöhle **155**, 379.
— pineale, Geschwülste **200**, 122.
Coxitis gonorrhoica bez. Pfanne des Hüftgelenks **194**, 182.
Cystitis caseosa **186**, 96.

D.

Danksagung für 80. Geburtstag (Virchow) **167**, 1.
Darmarterien, Embolie **156**, 181.
Darmatrophie **153**, 75.
Darm, Einschnürung am Ileum **166**, 526.
Darmepithel, Schleimzone vor und nach der Geburt **180**, 99.
—, benigne Wucherung im Mesokolon **195**, 487.
Darmerkrankungen bei Malaria **171**, 334.
Darm, fibrinöse Entzündungen **162**, 443.
Darmgeschwüre durch Dehnung **193**, 456.
Darm, Hyalin **198**, 105.
Darminfarzierung **200**, 522.
Darmkatarrhe, bes. der Kinder bez. Epityphlon **200**, 166.
Darm bei Megakolon bez. Pseudomegakolon **198**, 119.
—, Mißbildung **155**, 388.
Darmmyom mit Divertikelbildung **177**, 167.
Darmphlegmone: Duodenum **193**, 445.
Darm, Schleimbildung **194**, 515.
Darmschleimhaut, hyaline Körper **151**, 319.
Darmsyphilis **155**, 507.
Darmkanal, viszerale Form der kongenitalen Syphilis **159**, 179.
Darm, Lymphosarkome **167**, 373.
—, Sarkome der Ileozökalgegend **162**, 487.
Darm bei Sublimatvergiftung **182**, 445.

Darmverschluß bez. Magenerweiterung 156, 285.
Darmwand mit Oxyuris vermicularis 182, 145.
—, Permeabilität 200, 321.
Darmzystenbildungen 158, 345.
Daumen, Riesenwuchs 178, 504.
Decidua bez. Riesenzellbildung 190, 368.
Deckzellen der serösen Häute 162, 94.
Deckzellenregeneration am Epikard und Endokard 165, 1.
Defekte der Scheidewand des Herzens 181, 51.
Defekt des Ösophagus und Rektum neben andern Mißbildungen 199, 401.
Degeneration, absteigende der Hinterstränge 179, 1.
— und Alkoholismus 175, 185.
—, amyloide 180, 346.
—, fettige bez. Autolyse 177, 1.
—, —, chemische Veränderungen bez. der anatomischen 181, 509.
—, —, und Infiltration der Niere 180, 1.
—, fibrinoide 160, 472.
—, hyaline, im Rhabdomyosarkom 160, 203.
—, lipoide 194, 527.
— peripherischer Nerven und Regeneration 181, 452.
— von Rückenmarkssträngen bei Karzinomatose der Häute des Rückenmarks 186, 307.
Degenerationszeichen, physiologische Grundlage 169, 308.
Degenerationszyste der Nebenniere 172, 472.
Dehnungsgeschwüre im Darm 193, 456.
Dermatitis exfoliativa, Plasma- und Mastzellen 159, 86.
Dermoidzysten am Genitalsystem 168, 250.
Dermoide des Hirns und Rückenmarks 154, 274.
Dermoidzysten des Ovarium 156, 1.
Diabetes mellitus bez. Langerhansschen Inseln 177 B, 1.
— — bez. Pankreas 168, 83.
— — bez. Pankreas und Leber 172, 30, 218.
— bez. Pankreas 172, 493.
— mellitus, Staphylokokkenmykosis der Haut 174, 29.
Diastole des Herzens bez. elastischen Gewebes 185, 29.
Diathese, harnsaure, bez. Leukämie 154, 349.
Dickdarm-Lymphosarkome 167, 373.
—, Pseudotuberkulose, enzystierte Amöben? 185, 517.
Dilatationsaneurysma des Ductus Botalli 166, 513.
Diphtherieheilserum, Heilversuche an Meerschweinchen 154, 233.
Diphtherietoxin, Wiedergewinnung aus der Antitoxinverbindung 190, 371.
Diphtheritis, großzellige Herde in den Milzfollikeln 159, 137.
Disposition der Speiseröhre zu Divertikeln 176, 457.
Distomum haematobium 152, 474.
Divertikel des Darms und Myom 177, 167.
— des Magens 174, 576.
— Pulsions- des Ösophagus 162, 22.
— Traktions- des Ösophagus, 167, 16. 178, 351. 184, 403. 192, 126.
— der vorderen Ösophaguswand 168, 128.
— des Ösophagus 173, 395. 179, 190. 403.
— der Vorderwand des Ösophagus 176, 328.
Divertikeldisposition der Speiseröhre 176, 457.
Divertikel des Processus vermiformis 178, 25.
Divertikelbildung bei Appendizitis 185, 278.

Doppelbildungen an den Nieren, entwicklungsgeschichtliche Deutung **200**, 487.
Doppelseitige Nebennierenzysten **200**, 151.
Dreifachfärbung **193**, 547.
Druck, intrapleural, beim Gesunden **160**, 226.
Drüsenformation in der Prostata **180**, 522.
Drüsenkanäle im Hodenadenom **167**, 396.
— der Thymus bez. Hassallscher Körperchen **172**, 368.
Ductus Botalli, Offenbleiben des **153**, 25.
—, Dilatationsaneurysma **166**, 513.
— —, Bau und Rückbildung **167**, 210.
— choledochus, primäres Karzinom **158**, 253.
— — -Stenose bez. biliärer Leberzirrhose **193**, 213.
— — -Unterbindung bez. Leberveränderungen **175**, 90.
— thoracicus, Karzinose **181**, 295.
— —, eitrige Lymphangioitis bez. Peritonitis **177**, 269.
Dünndarmatresie **185**, 208. **196**, 168.
Dünndarmsyphilis **199**, 131.
Duodenumatresie und andere Mißbildungen **199**, 401.
Duodenitis phlegmonosa **193**, 445.
Duraendotheliom **200**, 141.
Dura mater-Geschwülste **160**, 19.
— — -Hämatom, Pigment und Organisation **174**, 475.
— —, Karzinommetastase mit Entzündung **175**, 364.
— —, Sarkom und Psammom **170**, 429.
— — -Sarkom bez. Trauma **173**, 380.
— — -Verkalkung bei Schädelusur **198**, 271.
Durchgängigkeit der Haut **156**, 566.
Dysenterie, experimentelle, bei Hunden **166**, 67.
Dyspepsie bei Säuglingen mit Kakke **155**, 316.
Dystokie bez. Rückenmarksläsion **164**, 169.

E.

Echinococcus multilocularis der Leber und E. des Beckens und des Oberschenkels **157**, 519.
Eierstockgewebe, Heilung und Regeneration **160**, 95.
Eierstocksschwangerschaft **183**, 54.
Einatmung von Bazillen **179**, 266.
Eingeweidebrüche des Rumpfendes **164**, 1.
Einschlüsse von Knochen- und Bindegewebe in Krebsperlen **191**, 171.
— in Zellen bei Variola, falsche Protozoen **179**, 461.
Eisen bei Blutbildung **160**, 235.
Eisengehalt verkalkter Gewebe **167**, 318.
Eisenhaltige Bakterienzylinder der Niere bei puerperaler Sepsis **188**, 87.
Eisenreaktion kalkhaltigen Gewebes **200**, 220.
Eisenresorption und -ausscheidung **151**, 488. **152**, 191.
Eisenwirkung bei Anämie **164**, 436.
Eiter und seröse Exsudate, Zellen **177**, 28.
Eiterzellen, Struktur und Granulierung **172**, 179.
Eitrige Lymphangioitis des Ductus thoracicus bez. Peritonitis **177**, 269.
— Myelitis **200**, 461.
— Peritonitis **162**, 501.
Eiterung mit Zerstörung des Gelenkknorpels **163**, 265.
Eiweißinjektionen bez. Aorta und parenchymatöse Organe des Kaninchens **198**, 248.
Eiweißkörper-Spaltungsprodukt Tyrosin **158**, 288.
Eklampsie **154**, 187.

Ektoderm- (Dermoid-) Zysten am Genitalsystem **168**, 250.
Elastinfarbstoffe von Weigert **189**, 17.
Elastinfärbung, Chemismus und Technik **170**, 285.
—, Technik **172**, 517.
Elastinneubildung in Geschwülsten **176**, 169.
Elastische Elemente bez. Dürckscher Fasern im Penis **194**, 255.
— Faser, Bildung **185**, 1.
— Fasern, Fragmentation **160**, 538. **200**, 199.
— — bez. Gewebsfunktion **182**, 153.
Elastisches Gewebe im Auge **183**, 465.
— — bei Beri-Beri **171**, 389.
— — im Herzen bez. Diastole **185**, 29.
— — im Hoden bei Tuberkulose und Syphilis **165**, 469.
— — der Leber bei Infektionskrankheiten **174**, 406.
— — der Lunge, Zerstörung und Neubildung **169**, 263.
— — bei Magenkarzinom **169**, 278.
— — der Mamilla **198**, 459.
— — der Milz **175**, 69.
— — in Neubildungen **187**, 286.
— — des Uterus gravidus **169**, 240.
Elastische Fasern im Uterus **170**, 169.
Elektrische Leitfähigkeit tierischer Flüssigkeiten **154**, 466.
— — der Aszitesflüssigkeit bei Niereninsuffizienz **183**, 180.
Elektrizitätswirkung auf die Magensekretion **180**, 238.
Elektrizitätswirkungen auf das Nervensystem **170**, 56.
Embolie der Darmarterien **156**, 181.
— von Knochenmarkgewebe **151**, 546.
—, retrograde bez. Leberabszesse **182**, 258.
—, experimentelle Luft- **174**, 454.
— von Bakterien in die Lunge **198**, 211.
— der Lungenarterie mit Parenchymzellen **151**, 297.
Embryo, Epithelproliferationen im Ösophagus **191**, 178.
Embryoide Geschwülste der Keimdrüsen **174**, 232.
Embryonales Gewebe, Implantation **192**, 474.
Embryonalgewebe, Implantation **195**, 154.
Embryonal angelegte Mesenterialzysten **190**, 217.
Embryonale Entwicklungsstörungen bez. Zysten in de Niere **188**, 551.
Emigration der Lymphozyten **169**, 17.
— — des Blutes **176**, 185.
Emphysem durch Gasbläschen (Pneumatosis cystoides) **198**, 143.
Emphysema pulmonum **157**, 438.
Emphysem der Lungen **158**, 581.
Encephalitis beim Kaninchen **172**, 158.
Endarteriitis und Endophlebitis obliterans bez. Gangrän **161**, 199.
Endemie durch Schistosomum in Japan **193**, 323.
Endokardiale Taschen bei Aorteninsuffizienz **192**, 50.
Endokard bez. Injektion von Krebsmaterial **198**, 449.
Endocarditis pneumococcica **163**, 141.
Endokard, Knochenbildung **166**, 13.
Endokardtumoren **199**, 162.
Endoneurale Wucherungen **199**, 454.
Endotheliale Neubildungen **161**, 56.
Endothelialer Ursprung bei Mischtumoren der Speicheldrüsen **189**, 337.
Endotheliome **153**, 60. **197**, 472.
Endotheliom der Blutgefäße **151 B**, 151.
— — auf Hämorrhoidenbasis **180**, 515.
— an Blutgefäßen eines myomatösen Uterus **190**, 177.
Endotheliom der Dura **200**, 141.
Endotheliome des Hodens **151 B**, 1.
Endotheliom der Lymphbahnen **172**, 290.

Endotheliom mit Synzytien in den Lymphdrüsen **198**, 422.
Endothelien der Lymphorgane **198**, 422.
Endotheliome und Sarkome des Magens **195**, 341.
Englischer Schweiß, Geschichte **158**, 188.
Enterokystom des Mesenteriums und Netzes **181**, 521.
Entkapselung der Niere **179**, 153.
Entwicklung von Amyloid und Resorption **187**, 1.
— des Blinddarms **177**, 150.
Entwicklungsgeschichte der Niere **173**, 247.
Entwicklungsgeschichtliche Deutung der Doppelbildungen an den Nieren **200**, 487.
Entwicklungshemmungen der Nieren **173**, 267.
Entwicklungsstörung im Kleinhirn bei Spina bifida **182**, 498.
Entwicklungsstörungen der Niere **173**, 209. **175**, 442.
Entwicklungsstörung, kongenitale Pylorushyperplasie **180**, 316. **181**, 199.
„Entzündliche" Zellformen **190**, 134.
Entzündung bez. antibakteriellen Vermögens der Blut- und Gewebeflüssigkeiten **156**, 329.
Entzündungslehre **174**, 41.
— bez. Implantationstuberkulose des Bauchfells **179**, 498.
Entzündungsversuche am Knochen **163**, 287.
Entzündung seröser Häute **167**, 161.
Eosinophile Leukozyten in Tumoren **161**, 1.
Ependym der Hirnventrikel bei tuberkulöser Meningitis **160**, 85.
Ependymäre Gliome des Gehirns **185**, 341.
Epibronchiale Pulsionsdivertikel **162**, 22.
Epidermisheilung **163**, 498.
Epidermis im Hodenadenom **167**, 396.
Epidermoid, arachnoideales **154**, 274.
— der Balkengegend **165**, 504.
Epididymitis gonorrhoica **182**, 39.
Epiglottisknorpel, regressive Veränderungen **193**, 270.
Epipharynx, Sektionsmethode **163**, 179.
Epihpysengeschwülste **200**, 122.
Epithel des Peritonäums bei Einheilung von Fremdkörpern **152**, 403.
Epitheliale Fistel am Skrotum **173**, 392.
Epitheliale Formen der Struma maligna **189**, 69.
Epithelgeschwülste, bösartige, der Schilddrüse **197**, 240.
Epithelkörperchen, branchiale **187**, 80.
Epithelmetaplasie bei Bronchopneumonie **190**, 350.
Epithelmetaplasie im Ösophagus **177**, 181.
Epithelproliferationen im embryonalen Ösophagus **191**, 178.
Epithelumwandlung bei Ozäna **168**, 22.
Epithelveränderungen an Uterusdrüsen **166**, 276.
Epithelwucherungen, heterotope, im Genitalgebiet **195**, 487.
Epithelzysten zwischen Steißbein und Rektum bei einem Fötus **178**, 60.
Epithelioma papillare mit partieller Spontanheilung **175**, 507.
Epityphlon bei Darmkatarrh bes. bei Kindern **200**, 166.
Epityphlitis als hämatogene Infektion **197**, 548.
Epoophoron, Adenomyome **155**, 507.
Epulides Zystadenom der Oberkieferhöhle **190**, 421.
Erbliche Geminität **170**, 151, 305.
Ertrinkungstod **178**, 157.

Erythrozyten, endoglobuläre Körperchen **156**, 210. 603.
Eukaïn **154**, 549.
Expektoration, Mechanik **161**, 173.
Exsudate, Gerinnung **154**, 335.
Exsudat, Zellen **158**, 297.
Exsudat- und Eiterzellen **177**, 28.
Exsudate mit Lymphozyten, Erzeugung **179**, 28.
Exsudate, Gehalt an Trockensubstanz **179**, 405.
Extremitäten, Mißbildungen **193**, 1.
Extremitätenarterien, Mediaverkalkung **171**, 141. **191**, 402.

F.

Familiäre Endotheliome **153**, 60.
— Splenomegalie **187**, 125.
Familiärer Zwergwuchs im Hochgebirgstal **187**, 105.
Farbchemische Theorie der Metachromasie **200**, 572.
Farblose Blutzellen, Beziehungen zueinander **159**, 40. **160**, 1. 307.
Farbstoffe der Elastica von Weigert **189**, 17.
— des Fettes **164**, 263.
Farbstoff des Melanins, Entstehung **198**, 62.
Färbung amyloider Organe, Konservierung **159**, 570.
— von Amyloid **180**, 346.
—, vitale, der Blutplättchen **171**, 181.
—, dreifache, für Zellen und Gewebsschnitte **185**, 359.
— in drei Farben **193**, 547.
— des Fettes **199**, 502.
— der Granula lebender Leukozyten **157**, 424.
— der Granula lebender und überlebender Gewebe **159**, 101.
—, vitale und supravitale der Granula, bei Ätzkeratitis **175**, 46.
—, —, der Leukozyten **178**, 478.
Färbungen von Metallen in verkalkten Gewebeteilen **180**, 362.
Färbung nekrobiotischer Blutzellen **173**, 485.
— der Harnsedimente **169**, 161.
— der Knorpel durch Formalin **160**, 148.
— der Neuroglia **160**, 358.
Färbungsmethode für Fibrin (Weigert) blau färbbare Anteile der kranken Niere **197**, 536.
Fasern, neue Art, im Bindegewebe und in der Blutgefäßwand **189**, 62.
— (Dürcksche) bez. elastischer Elemente im Penis **194**, 255.
Fäzesbakterien, Symbiose zweier Arten **163**, 365.
Fermente des Blutes **180**, 185.
Fermentimmunität **184**, 325.
Fermente, Oxydations- der Leber **157**, 235.
Ferment, proteolytisches, der Leukozyten bez. pathologischer Physiologie (Resorption, Autolyse, Fieber, Gerinnung) **194**, 342.
Fettfärbung **199**, 502.
Fett in Geschwülsten **184**, 414.
— im Hoden **151**, 402.
— im Knorpel **159**, 152.
— im Muskel nach Durchquetschung des Halsmarks **185**, 478.
— im Markinterstitium der Niere **196**, 322.
Fettgehalt des Blutes und einiger Organe **174**, 163.
— der Thymusdrüse **167**, 310.
Fettembolie bei Zuckerkrankheit **155**, 571.
—, kadaveröse, in Lungenkapillaren **170**, 517.
Fettfarbstoffe **164**, 263.
Fettgehalt der Nebenniere **182**, 314.
— von Niereninfarkten **170**, 100.
Fettsynthese am überlebenden Organ **174**, 338. **178**, 169.

Fettgewebsnekrose, chemische Reaktion **161**, 194.
— des Pankreas **162**, 299.
— der Leber bei Pancreatitis haemorrhagica **165**, 290.
— bez. verschiedener Organe **187**, 360.
—, subkutane **193**, 510.
Fettnekrosen, Reaktion **169**, 532.
Fetthaltige Flüssigkeiten, Fixierung **164**, 164.
— Pigmente **177**, 248.
Fettige Degeneration bez. Autolyse **177**, 1.
— —, chemische Veränderungen bez. der anatomischen **181**, 503.
Fettinfiltration der quergestreiften Muskulatur **158**, 170.
— und fettige Degeneration der Niere **180**, 1.
Fettkörnchenzellen **163**, 1.
Fettmetamorphose bez. Myelin **167**, 296.
Fettschwund bei Zirkulationsänderungen **172**, 72.
Fettspaltung, -aufbau, -degeneration **164**, 293.
Fettsynthese am überlebenden Organ, Fettdegeneration **174**, 338.
— in kernlosen Zellen **189**, 282.
Fettthrombose bei Zuckerkrankheit **155**, 571.
Fettumsatz und Fettwanderung **171**, 197.
Fibrin, Herkunft **160**, 365.
Fibrinoide Degeneration **160**, 472. **163**, 44.
Fibrinöse Darm- und Serosaentzündungen **162**, 443.
Fibrinöse Gerinnungen am Chorion **177**, 530.
Fibroelastomyxom des Herzens **194**, 127.
„Fibroglia“-Fibrillen **186**, 297.
Fibrome bez. Neurofibrome **160**, 407.
Fibroma ovarii beim Huhn **198**, 488.
Fibrosarkom am Halse, retropharyngeal **157**, 329.
Fibrosarkomatose des Nervensystems **177**, 317.
Fibrosarcoma myxomatodes pleurae **193**, 92.
Fibröse Induration der Milz, zirkumskripte **198**, 325.
Fieberbewegungen bez. Ausscheidung der Harnbestandteile **155**, 11.
Fieber bei Gehirnstich **169**, 501.
— bez. proteolytischen Leukozytenferments **194**, 342.
—, künstlich erzeugtes bez. Zuckerausscheidung **174**, 383.
Filaria volvulus in subkutaner Geschwulst **196**, 84.
Finger, Brachydaktylie und Hyperphalangie **151**, 429.
—, kongenitaler Tumor am kleinen Finger **151 B**, 97.
Fistulae oesophageo-oesophageales **199**, 420.
Fistel am Skrotum, mit Epithel ausgekleidet **173**, 392.
Fixationsabszesse, Wirkung **156**, 529.
Fixationsmethode für Muskelglykogen **200**, 73.
Fixierung fetthaltiger Flüssigkeiten **164**, 164.
Flimmerepithel im Adenokarzinom der Leber **162**, 1.
— bei Adenokarzinom der Lunge **189**, 414.
— im Adenokystom der Mamma **156**, 395.
Flimmerepithelzyste des Ösophagus **153**, 26.
Flimmerzyste der Schilddrüse **200**, 452.
Foramina parietalia, angeboren enorm weit **200**, 359.
Formalin-Färbung der Knorpel **160**, 148.
Formalinwirkung auf Hämoglobin **162**, 373.

Fötale Atelektase, Schicksale **191**, 28.
Fötale Chondrodystrophie **166**, 1.
— Chondrodystrophie mit Asymmetrie des Schädels **189**, 12.
— Rachitis **166**, 192.
— Riesenniere **173**, 247.
Fötaler Uterus mit Knochen in der Cervix **167**, 81.
Föten, menschliche, mit Abnormitäten am Schwanzende **180**, 334.
Fötus, Übergang von Blutkörperchengiften **168**, 501.
—, Dermoidzysten am Genitalsystem **168**, 250.
Fötus mit Epithelzysten zwischen Rektum und Steißbein **178**, 60.
—, Osteogenesis imperfecta **158**, 426.
Fragmentation der elastischen Fasern **160**, 538. **200**, 199.
Fragmentatio myocardii **185**, 439.
Frambösia **168**, 443.
Fremdkörpereinheilung **152**, 403.
Fremdkörperwirkung **156**, 245.
Fremdkörper bez. Myokard **164**, 406.
Frühformen der Samenblasentuberkulose **183**, 92.
Funktion der Gewebe bez. elastischer Fasern **182**, 153.
Funktionelle Knochengestalt **155**, 256. **156**, 405.

G.

Gallenblase, Doppelkarzinom **169**, 359.
—, Plattenepithelkrebs **154**, 559. **164**, 381.
Gallenblasenruptur bei Karzinom **173**, 552.
Gallengangskarzinom **169**, 117.
Gallengangskarzinome **174**, 544.
Gallengangswurzeln, natürliche Injektion **160**, 394.
Gallenkapillaren, Genese **197**, 45.
— und Pathogenese des Ikterus **176**, 199.
Gallensteine, Entstehung **154**, 380.
Gallensteinkrankheit, chemischer Prozeß **156**, 384.
Gallenwege, Gasbildung **165**, 90.
Gallertkrebs der Harnblase **182**, 132.
Galopprhythmus und Hemisystole **189**, 22.
Ganglien, Struktur **152**, 298.
—, sympathische, des Magens bei Krankheiten **180**, 246.
Ganglienzellen im Gehirn: Altersveränderungen **190**, 124. **191**, 168.
— bei Durchschneidung der Nerven und hinteren Wurzeln **173**, 466.
— bei Insolation **195**, 544.
Ganglienzellenhaltiges Neurom des Sympathicus **155**, 557.
Ganglioneurom **153**, 29.
—, Metastasen **191**, 411.
Gangrän, spontane **152**, 26.
— und Endarteriitis und Endophlebitis obliterans **161**, 199.
Gangrène foudroyante und Schaumorgane **168**, 185. **176**, 368. **177**, 175.
Gartnersche Gänge, Geschwülste **154**, 63.
Gartnerscher Gang, Adenom und Karzinom **174**, 270.
Gasbildung in den Gallenwegen **165**, 90.
Gasbläschenemphysem (Pneumatosis cystoides) **198**, 143.
Gasfüllung des Knochengewebes bez. „Gitterfiguren" **194**, 371.
Gastritis tuberculosa **167**, 424.
Gaumenmandeln mit Knochenbildung **177**, 371. 387.
Gaumentonsille des Hundes mit eigenartigen Zellen **194**, 46.
Gebirgstal mit familiärem Zwergwuchs **187**, 105.
Gefäße, arterielle, bei interstitieller Nephritis **177**, 485.
Gefäßerkrankungen durch Gifte **191**, 208.
Gefäße, Gerinnung und Pfropfbildung **155**, 165.

Gefäßmessungen und Arteriosklerose **191**, 135.
Gefäßnerven bez. Arteriosklerose **198**, 554.
— und Gefäßveränderungen nach Läsion des Nervus ischiadicus **183**, 1.
Gefäßnervensystem bez. Sublimatvergiftung beim Kaninchen **182**, 445.
— bez. Varizen der Vena saphena **179**, 373.
Gefäßsystem, Pathologie **177**, 205.
—, Syphilis **168**, 456.
Gefäßgeschwulst der Wirbelsäule **172**, 324.
Geflügelpocke **174**, 86.
Gehirn, Großhirnrinde bez. Lymphzirkulation **152**, 525.
—, Lage des Zentrums der Macula lutea **158**, 466. **175**, 407.
—, Altersveränderungen der Ganglienzellen **190**, 124. **191**, 168.
—, Angioma racemosum corporis callosi **168**, 341.
—, — — und serpentinum **180**, 280.
—, Bluterguß und Geschwulst **153**, 401.
—, Meningeales und zerebrales Cholesteatom **184**, 255.
—, Dermoide **154**, 274.
—, Entwicklungsstörung im Kleinhirn bei Spina bifida **182**, 498.
—, Epidermoid der Balkengegend **165**, 504.
—, Geschwülste im 4. Ventrikel **166**, 289.
—, gliomatöse Neubildungen und ependymäre Gliome **185**, 341.
—, Heterotopie grauer Substanz bei einer Idiotin **169**, 284.
—, Infundibularzysten **199**, 542.
—, Meningoencephalitis haemorrhagica **151**, 285.
—, Paralyse mit syphilitischen Antikörpern (Wassermannsche Komplementbindung) **188**, 166.
Gehirn, Plasmazellen bei progressiver Paralyse **198**, 280.
—, Syringobulbie **196**, 377.
Gehirnarterien bei syphilitischer Erkrankung **164**, 355.
Gehirnerschütterung, histologische Veränderungen **152**, 487.
Gehirnganglienzellen, Altersveränderungen **190**, 124.
Gehirn, Geschwülste des Corpus pineale **200**, 122.
Gehirnkreislauf, hydrodynamisch **174**, 434.
Gehirnstichfieber, Ort der Wärmebildung **169**, 501.
Gehirntumor, melanotischer **183**, 129.
Gelatineeinspritzungen bez. Nierenerkrankungen **167**, 351.
Gelatinöses Karzinom des Ösophagus **174**, 563.
Gelbfieber in Zentralamerika **160**, 504.
Gelenk, periartikuläre Verkalkungen **181**, 179.
Gelenkknorpelzerstörung bei Eiterung und Tuberkulose **163**, 265.
Gelenkkörper, freie, Entstehung **180**, 446.
Geminität, erbliche **170**, 151. 305.
Genitalapparat, Mißbildung **185**, 363.
Genitalsystem, Dermoidzysten **168**, 250.
Genitalgebiet, heterotope Epithelwucherungen **195**, 487.
Genitalapparat, Nebennierenknötchen **171**, 443.
Genitalien, weibliche, bez. Russelscher Körperchen **199**, 482.
Genitaltumoren, maligne **154**, 363.
Gerinnung, intravaskuläre **155**, 165.
— bez. roter Blutkörperchen **155**, 135.
— bez. Blutkörperchen **173**, 35.
Gerinnungen, fibrinöse, am Chorion **177**, 530.
Gerinnung bez. proteolytischen Leukozytenferments **194**, 342.

Gerinnung, Umwandlung der roten Blutkörperchen beim Frosch **158**, 80.
Gerinnungszentren für Exsudate und Blut **154**, 335.
Geschichte des Englischen Schweißes **158**, 188.
— der Syphilis **162**, 371.
Geschlechtsorgan, weibliches: Rhabdomyome **185**, 380.
Geschwülste, Ätiologie und Biologie **172**, 261.
—, bösartige, Ätiologie und Wachstumsenergie **186**, 478.
—, Entstehung **167**, 533.
—, Genese **196**, 330.
—, Elastinneubildung **176**, 169.
— bez. Fett **184**, 414.
Geschwulstheilung, spontane, partielle **175**, 507.
Geschwülste, maligne, Histogenese, experimentelle Untersuchungen **162**, 32.
Geschwulstteile, rückläufiger Transport in Venen **151**, 69.
Geschwülste, bösartige, Verschleppung durch das Lymphgefäßsystem **151 B**, 195.
—, Amyloid- der oberen Luftwege **159**, 117.
— des Corpus pineale **200**, 122.
— der Dura mater **160**, 19.
Geschwulst, subkutane, durch Filaria volvulus **196**, 84.
Geschwülste der Gartnerschen Gänge **154**, 63.
Geschwulstbildung in den Harnwegen **164**, 119.
Geschwülste der Haut, melanotische **171**, 79.
— der Herzklappen **185**, 195.
— des Hodens, maligne **154**, 138.
— der Hypophysis und Akromegalie **187**, 197.
— der Hypophysis **188**, 360.
— der Keimdrüsen, embryoide **174**, 232.
Geschwülste, papilläre, der Magenschleimhaut **153**, 130.
—, bösartige, bez. quergestreifter Muskeln **161**, 115.
Geschwulst zwischen Niere und Nebenniere, aus Knochenmark bestehend **186**, 258.
Geschwülste mit parasitären Organismen **179**, 475.
Geschwulst der Pleura bez. aberrierenden Lungengewebes **176**, 180.
— der Schädelbasis **199**, 471.
Geschwülste der Schilddrüse, bösartige epitheliale **197**, 240.
—, varikös-kavernöse, des Septum atriorum **187**, 368.
—, heterotope mesodermale, am Urogenitalapparat **187**, 471.
— im 4. Ventrikel **166**, 289.
Geschwüre im Darm durch Dehnung **193**, 456.
Geschwür, peptisches, des Magens, Autodigestion **184**, 360.
— des Magens, rundes, Pathogenese **195**, 317.
Geschwüre, syphilitische des Mastdarms **154**, 46.
Gesichtsspaltung, angeborene **163**, 126.
Gewebe, Bildungen **157**, 106.
Gewicht menschlicher Organe **163**, 72.
Gicht **179**, 359.
Gichtische Tophi **171**, 361.
Gifte bez. Gefäßerkrankungen **191**, 208.
„Gitterfiguren" des Knochengewebes bez. Luft- und Gasfüllung **194**, 371.
Glandulae parathyreoideae des Menschen **174**, 413.
Glandula parathyreoidea **188**, 181.
— submaxillaris (Speicheldrüse), Pathologie **188**, 395.
Gliome der Nase **195**, 537.
— der Nebennieren **180**, 117. 553.
Gliom der Netzhaut **173**, 354.
— der Retina **161**, 338.

Gliom des Rückenmarks bei allgemeiner Neurofibromatose **151 B**, 78.
Gliome des Rückenmarks, multiple **158**, 64. 583.
—, Zentralkörperchen **171**, 226.
—, ependymäre, des Gehirns und gliomatöse Neubildungen **185**, 341.
Gliosarcoma teleangiectaticum **153**, 401.
Glomeruli, pathologische Histologie **177**, 63.
Glomerulitis adhaesiva **163**, 209.
Glomerulonephritis dei Typhus abdominalis **163**, 360.
Glykogenablagerungen **183**, 188.
Glykogen in Kernen von Leberzellen **194**, 439.
— und Knorpelzellen, Struktur **194**, 255.
— in der Leber, Morphologie **193**, 174.
— der Muskeln, morphologisch und Fixation **200**, 73.
Glykogenhaltige Strumen **155**, 532.
Glykosurie nach Adrenalin **169**, 479.
— bez. Nebennieren **184**, 345.
Gonorrhoische Allgemeininfektion **164**, 492.
— Koxitis bez. Pfanne des Hüftgelenks **194**, 182.
— Epididymitis **182**, 39.
Gonorrhoisches Sekret mit einkernigen Zellen **164**, 72.
Gonorrhoe, Lymphozyten im Sekret **187**, 309.
Granulafärbung bei Ätzkeratitis **175**, 46.
— lebender Leukozyten **157**, 424.
— — und überlebender Gewebe **159**, 101.
Granulalehre **161**, 284. **163**, 1. **166**, 533.
Granula der Knochenmarkszellen bez. der Leukozyten **167**, 231.
— in Lymphozyten **167**, 151.
— der Lymphozyten **180**, 436.
Granula der Nierenepithelien **169**, 1.
— bez. Pigmentierung der Zellen **190**, 134.
Granulierung der Eiterzellen **172**, 179.
Granulome, experimentelle **163**, 120.
Granulom, malignes, der mediastinalen Drüsen **185**, 226.
Granulome der Zähne mit eigenen Zellformen **200**, 89.
Graviditätsmyelitis, toxische **184**, 329.
Greisenbogen **182**, 407.
Guaninablagerung in Hahnlebern **156**, 195.
GuaninkristallebeiAmphibien **196**, 566.
Gummöse Pleuritis **187**, 347.
Gynäkologisch wichtige Fälle, Sektionstechnik **193**, 545.

H.

Haare, plötzliches Ergrauen **156**, 190.
—, Alopecia praematura **157**, 77.
Haarwechsel und kutanes Sarkom **153**, 421.
Halsgegend, Zystenbildungen **158**, 345.
Haemangioendothelioma intravasculare uteri **171**, 18.
Hämatologische Artefakte **154**, 383.
Hämatogene Infektion der Epityphlitis **197**, 548.
— Pigmentierung und Zellgranula **190**, 134.
— Siderosis der Leber **188**, 469.
Hämatologische Studien, Leukozytenvariabilität **174**, 41.
Hämatom, extradurales, Pigment und Organisation **174**, 475.
— der Herzklappen beim Neugeborenen **184**, 274.
— — bei Neugeborenen, Entstehung **192**, 521.
— und Gefäße der Herzklappen **193**, 238.
Hämoglobin unter Formalinwirkung **162**, 373.

Hämoglobin, Kristallisation **162**, 477.
Hämoglobinurie bez. Schicksal der roten Blutkörperchen **156**, 582.
Hämorrhagische Lungeninfarkte, Entstehung **152**, 61. 193.
— Meningoenzephalitis **151**, 285.
Hämorrhoiden als Grund für Blutgefäßendotheliom **180**, 515.
Hämosiderin und Melanin **163**, 151. 153.
Hand, vierfingerige **174**, 392.
—, kongenitaler Riesenwuchs des Daumens **178**, 504.
—, Weichteile bei Hyperdaktylie **178**, 1.
Harn, Nebennierenglykosurie **184**, 345.
—, elektrische Leitfähigkeit **154**, 466.
—, alimentäre Oxalurie **160**, 173.
Harnapparat, Mißbildungen **186**, 25.
Harnbestandteile bei Fieber, Ausscheidung **155**, 11.
Harnblase, Chorionepitheliom **178**, 451.
—, Gallertkrebs **182**, 132.
—, Innervation **161**, 529.
—, käsige Veränderung **186**, 96.
Harnblasenkrebs, chorionepitheliomähnlicher **196**, 73.
Harnblase, Malakoplakie **173**, 302. **184**, 157.
—, — bez. Tuberkulose **184**, 469.
Harnblasenschleimhaut, Regeneration **178**, 65.
Harnblase, schleimbildendes Zystadenom **196**, 350.
Harngift **166**, 77.
Harnsaure Diathese bez. Leukämie **154**, 349.
Harnsäurekristalle „Schatten“ **153**, 147.
Harnsedimente, Konservierung und Färbung **169**, 161.
Harnsteine bei Amphibien **158**, 514.
Harnwege, Geschwulstbildung **164**, 119.
Harnwege, Zystenbildungen **185**, 52.
Hassallsche Körperchen der Thymusdrüse bez. Drüsenkanäle **172**, 368.
Haustiere, Schilddrüsenvergrößerung **196**, 107.
Haut, warzenförmige Angiome **189**, 433.
—, idiopathische Atrophie **167**, 465.
—, Durchgängigkeit **156**, 566.
—, kleinzellige Infiltration **184**, 149.
— mit Knochenbildung **200**, 395.
Hautstücke, Implantationen **181**, 391.
Haut, benigne Melanome — „blaue Naevi“ (Chromatophorome) **186**, 212.
—, Psammome **178**, 323.
—, Schaumzellentumor **179**, 550.
—, subkutane Verkalkungen **181**, 179.
Hautentzündungen auf angioneurotischer Basis **174**, 198.
Hauterkrankung bei Leukämie **197**, 135.
Hautkarzinom mit Lykopodiumsporen **163**, 111.
Hautkrebse, sekundäre **190**, 196.
Haut, melanotische Geschwülste **171**, 79.
—, Molluscum contagiosum **176**, 515.
—, weiche Naevi **157**, 485.
Hautnaevi, Zellhaufen **166**, 40.
Haut, Paget's disease bez. Karzinom **177**, 293.
—, Plasma- und Mastzellen bei Dermatitis exfoliativa **159**, 86.
Hautsarkom und Haarwechsel **153**, 421.
Haut, Sarcoma idiopathicum **167**, 58.
Haut, Staphylokokkenmykosis bei Diabetes mellitus **174**, 29.
Hautwassersucht bei Nierenentzündung, Lokalisation **155**, 587.
Hefestämme bez. Neubildungen im Tierkörper **181**, 135.
Heilserum, Behringsches Diphtherie- **154**, 233.

Heilung in der Amyloidniere **194**, 286.
— des Eierstockgewebes **160**, 95.
Heilung der Epidermis **163**, 498.
— epithelialer Geschwülste, spontane, partielle **175**, 507.
— des Knorpels **184**, 123.
— der Tuberkulose **160**, 426.
Hemikephalie **169**, 29.
Hemisystole und Galopprhythmus **189**, 22.
Hereditäre Lues, Pankreas **154**, 501.
Hermaphroditismus spurius, weiblicher Scheinzwitter **181**, 1.
— verus **172**, 1.
Hernie der Bursa omentalis **177**, 561.
Hernia incarcerata interna bez. Bauchfellfalten **157**, 191.
Hernien des Milzgewebes **164**, 50.
Hernia nasofrontalis **169**, 29.
Hernien der Regio duodeno-jejunalis **190**, 510.
— retroperitonaealis (Treitzii) **167**, 125.
Hernia retroperitonaealis Treitzii **188**, 235.
Herz, Perkussion **160**, 475.
Herzsektion, Funktionsprüfung der Mitralklappen **169**, 159.
Herz, elastisches Gewebe bez. Diastole **185**, 29.
—, Aktinomykose **171**, 278.
Herzamyloid **187**, 35.
Herz, Aneurysma sinus Valsalvae aortae bez. Septum ventriculorum **182**, 167.
—, Aortenklappen, Bau und Sklerose **176**, 472.
—, Scheidewanddefekte **181**, 51.
—, endokardiale Taschen bei Aorteninsuffizienz **192**, 50.
—, Fragmentation des Myokards **185**, 439.
—, Einfluß der Erkrankungen der Koronararterien auf die Muskulatur **197**, 433.
Herz, Endokard bez. Injektion von Krebsmaterial **198**, 449.
—, Endocarditis pneumococcica **163**, 141.
—, Epikard- und Endokard-Deckzellen-Regeneration **165**, 1.
—, Fibroelastomyxom und Myxome **194**, 127.
—, „weiße Flecke" am großen Mitralsegel **163**, 343.
—, Fremdkörper bez. Myokard **164**, 406.
—, Hülle der Muskelprimitivbündel **154**, 291.
Herzhypertrophie, angeborene **178**, 264.
Herz, Hypertrophie des linken Ventrikels **182**, 327.
—, linke Kammer bei Mitralerkrankungen **151**, 189.
—, diffuse Myokarditis **182**, 1.
—, varikös-kavernöse Geschwülste des Septum atriorum **187**, 368.
Herzklappenatherom **162**, 545.
Herzklappengeschwülste **185**, 195.
Herz, Klappenhämatom beim Neugeborenen **184**, 274.
Herzklappenhämatome bei Neugeborenen, Entstehung **192**, 521.
— und -gefäße **193**, 238.
Herzklappen, Knochen- und Knorpelbildung **162**, 100.
Herzklappenveränderungen, chronische **199**, 273.
Herzknötchen und Sehnenflecke am Perikard **165**, 248.
—, Koronararterien bez. Papillarmuskeln **199**, 187.
—, Mißbildung **166**, 385. **173**, 387.
—, —, Cor triatriatum **193**, 252.
Herzmißbildungen **196**, 127.
Herz, Mißbildungen der Tricuspidalis **171**, 284.
—, muskuläres Ventrikelvorhofsbündel (His) bez. Adams-Stokes' Symptom **188**, 562.

Herzmuskelfasern, Verkalkung **159**, 361.
Herz, Myokarditis bez. Erkrankungen der Arterienwandungen **159**, 447.
—, Myxofibrom **159**, 351.
Herz- und Herzklappenmyxome **181**, 347.
Herzruptur, spontane **180**, 273.
Herz, Syphilis **171**, 369.
Herztätigkeit, Galopprhythmus und Hemisystole **189**, 22.
Herz, kavernöses Angiom **153**, 22.
Herzbeuteloperationen **151**, 380.
Heteroplastische Knochenbildung **168**, 431.
Heterotope Epithelwucherungen im Genitalgebiet **195**, 487.
Heterotopie grauer Hirnsubstanz bei einer Idiotin **169**, 284.
Hidradenoma **175**, 312.
Hinterstrangsdegeneration, absteigende **179**, 1.
Hirnhaut, weiche, bei akuten Infektionskrankheiten **166**, 485.
Hirnhernien, multiple **165**, 504.
Hirnventrikelependym bei tuberkulöser Meningitis **160**, 85.
Hissches Atrioventrikularbündel bez. Adams-Stokes' Symptom **188**, 562.
Histolyse **151**, 7.
Historische Erinnerung (1846): pathologische Anatomie, wie sie ist und wie sie werden muß **159**, 24.
— — an R. Virchows früheste Arbeiten, Rede aus dem Jahre 1845 **188**, 1.
Historisch: Privatsektion im Jahre 1591. **196**, 576.
— Rachitis im Altertum und Mittelalter **193**, 519.
Hitzschlag bez. chromaffinen Systems **183**, 163.
Hodenadenom mit Knorpel, Drüsen und Epidermis **167**, 396.
Hoden bei Allgemeinerkrankungen **151**, 402.
Hoden, elastisches Gewebe bei Tuberkulose und Syphilis **165**, 469.
Hodengeschwülste **151 B**, 1.
—, maligne **154**, 138.
Hoden, Muskelgeschwülste **163**, 244.
—, Rhabdomyom **171**, 418.
Hodentumoren, synzytiumhaltige **190**, 381.
Hodenverlagerung bez. Gewebsveränderung **180**, 484.
Hoden, Zwischenzellen **194**, 1.
Höhlenbildung im Rückenmark **182**, 520.
Hornhaut, Wanderzellenbildung **158**, 1.
Hüftgelenkserkrankung, gonorrhoische, bez. Pfanne des Gelenks **194**, 182.
Hüftgelenksluxation, Behandlung **154**, 263.
Huhn, Leukämie **190**, 338.
Huhnovarium, Hydrops follicularis, Fibrom und Adenom **198**, 488.
Hülle der roten Blutkörperchen **165**, 282.
Hund, Metaplasie bez. Mammablastom **199**, 95.
— mit Pseudorachitis **177**, 466.
Hundeschilddrüse mit Sarkom und Karzinom **195**, 169.
Hund, Talgdrüsenadenom und Analdrüsenkarzinom **199**, 82.
Hyalin in Arterien **192**, 536.
— des Lidspaltenfleckes **182**, 194.
— im Magen und Darm **198**, 105.
Hyalinähnliche kollagene Kugeln in malignen Strumen **182**, 374.
Hyaline Degeneration in Muskelgeschwulst **160**, 203.
— Entartung der Nierenkörperchen **171**, 243.
— Körper der Magen- und Darmschleimhaut **151**, 319.
— Körper in Magenpolypen **153**, 207.
Hyalinkörperchen bei Rhinosklerom **167**, 443.

Hyaline Russelsche Körperchen **193**, 121.
Hydrodynamisches Problem bez. Kreislauf **174**, 434.
Hydromyelie, symptomlose **182**, 520.
Hydronephrose und Chyluszysten **161**, 44.
— bez. akzessorischer Nierengefäße **191**, 534.
Hydrops follicularis ovarii beim Huhn **198**, 488.
Hydropyonephrose, Heilung **164**, 22.
Hydropsien und Ödeme **166**, 87.
Hyperchromatose der Muskelkerne bei Lepra **161**, 159. 577.
Hyperdaktylie bez. Weichteile **178**, 1.
Hypernephrome, chemischer Unterschied **169**, 332.
Hypernephrom der Leber **177**, 133.
Hyperphalangie **151**, 429.
Hyperplasie und Atrophie der Muskeln **165**, 263.
— des lymphatischen Apparates und der Thymusdrüse bei Morbus Addisonii **200**, 399.
— des Pylorus, kongenitale, eine Entwicklungsstörung **180**, 316. **181**, 199.
Hypersecretio continua chronica des Magens **154**, 529.
Hypertrophie, halbseitige **154**, 300.
— des linken Herzens bei Nephritis **182**, 327.
—, kompensatorische, der Nebenniere **153**, 138, **154**, 568.
— und Arteriosklerose in den Nierenarterien **181**, 568.
— der Ösophagusmuskulatur **172**, 501.
— des Ösophagus und Pylorus **189**, 512.
Hypertrophia prostatae, Beginn **173**, 113.
Hypertrophie der Prostata, Ätiologie **180**, 539.
—, gutartige Pylorus- **174**, 410.
Hypertrophische Leberzirrhose **158**, 387.
Hypertropische Osteoarthropathie **185**, 43.
Hypophysisadenome, Entwicklung **188**, 44.
Hypophysengeschwülste bez. Akromegalie **187**, 197.
Hypophysisgeschwülste 188, 360.
Hypophysistuberkulose bei einer Zwergin **182**, 219.
Hypophysentumor und Akromegalie **176**, 115.
Hypoplasie der Leber, angeborene **194**, 63.
— der Lunge **187**, **244**.

I.

Idiopathische Leberabszesse **161**, 435.
Idioten, Thyreoidea **180**, 51.
Idiotin mit Heterotopie grauer Hirnsubstanz **169**, 284.
Ikterische Nekrose der Leberzellen **160**, 394.
Icterus gravis mit Bilirubinkristallen **190**, 533.
— bez. Gallenkapillaren **176**, 199.
— bei Leberzirrhose **187**, 111.
—, Pathogenese **181**, 201.
Ileozökalsarkome **162**, 487.
Ileumeinschnürung mit Kanalisationsstörung **166**, 526.
Immunisation, passive, und Infektion bez. Milz **191**, 112.
— gegen Tuberkulose **190B**, 134. 541.
Immunisierung gegen Tuberkulose **190B**, 1.
Immunität gegen Fermente **184**, 325.
— und Lymphdrüsen **155**, 335.
— gegen Malaria **162**, 222.
Impfmetastasen in der Vagina bei Uteruskrebs **154**, 1.
Implantation embryonaler Gewebe **192**, 474.
— von Embryonalgewebe **195**, 154.
Implantation von Hautstücken **181**, 391.

Implantationstuberkulose des Bauchfells bez. Entzündungslehre **179**, 498.
Inanition, kariometrische Untersuchsuchungen **152**, 550.
— bez. Pankreaszellen **156**, 409.
Induration als Pneumonieausgang **156**, 164.
—, braune, derLunge, Pigment **161**,422.
Induratio lienis fibrosa circumscripta **198**, 325.
Infarzierung des Darms **200**, 522.
Infarktartige Milztuberkulose beim Meerschweinchen **198**, 501.
Infarkte der Niere **155**, 201. **157**, 189.
— —, Fettgehalt **170**, 100.
Infektion und Lymphdrüsen **155**, 335.
— und Nervensystem **155**, 98.
— und Traumatizismus **162**, 163.
— mit Bacillus pyocyaneus vom Nabel **165**, 342.
—, allgemeine, durch Bacillus pyocyaneus **183**, 405.
—, gonorrhoische **164**, 492.
— bei passiv immunisierten Tieren bez. Milz **191**, 112.
— des Menschen mit Rindertuberkulose **190 B**, 58.
— mit Streptokokken bei Bierscher Stauung **194**, 79.
Infektionskrankheiten bez. elastischen Gewebes der Leber **174**, 406.
— mit Leberlymphomen **160**, 186.
— bez. Milzutmor **161**, 461.
— der Neger **174 B**, 1.
— bez. weiche Hirnhaut **166**, 485.
— bez. Schilddrüse **166**, 373.
Infiltration und Degeneration, fettige, der Niere **180**, 1.
Infiltrationsanästhesie **153**, 466.
Infiltration der Haut, kleinzellige **184**, 149.
„Influenza", das Wort und seine medizinische Bedeutung **172**, 520.
Infundibularzysten des Gehirns **199**, 542.
Inhalationskrankheiten, Staub- **164**, 367.
Inhalation von Staub bei Kindern **200**, 207.
Injektionen von Adrenalin bez. Arteriosklerose **191**, 202. 482.
— — in die Venen bez. Arteriosklerose und Nebennieren **192**, 338.
Injektion von artfremdem Blut bez. plötzlichen Todes **196**, 92.
—, physiologische der Gefäße **153**, 110.
—, natürliche, der Gallengangswurzeln **160**, 394.
— von Krebsmaterial bez. Endokard **198**, 449.
— von Metallsalzen bez. Aortaveränderungen **199**, 238.
— von Paraffin in menschliche Gewebe **182**, 339.
Injektionsstelle von Schlangengift bez. quergestreifter Muskulatur **179**, 36.
Inkrustation der Lungen mit Kalk **200**, 199.
Innervation der Harnblase **161**, 529.
Innervationsstörungen bez. Magendrüsensekretion **194**, 32.
Inseln von Magenschleimhaut im Ösophagus **175**, 1. **177**, 368. **179**, 60. 562.
— — —, Physiologie **186**, 418.
—, Langerhanssche, bes. bei Diabetes mellitus **177 B**, 1.
— des Pankreas, Struma **177 B**, 128.
Insolation bez. Ganglienzellen **195**, 544.
Institut, Pathologisches, Brand **163**, 181.
Intimasarkomatose in Strumen **164**, 199.
Intimatuberkel in kleinen Lungenarterien **191**, 403.
Intoxikationen, Auto- **162**, 375.
Intravasation des anthrakotischen Pigments in die Blutgefäße der Lungen **191**, 1.
Intrazelluläre Lagerung der Spiro-

chaete pallida und des Spirillum Obermeieri **198**, 346.
Ischämie bez. Rückfluß des Blutes **153**, 306, 434.

J.

Jahrhundert, zum neuen **159**, 1.
Japan, Behandlung der Lyssakranken **158**, 148.
—, parasitäre Endemie durch Schistosomum japonicum **193**, 323.
Jod und Jodverbindungen **155**, 44.
Jodgehalt der Zelle **170**, 501. **176**, 1.
Jodreaktion der Leukozyten **194**, 367.

K.

Kakke-Dyspepsie bei Säuglingen **155**, 316.
Kakke **156**, 451.
Kalb, lienale Leukämie **173**, 511.
Kalichloricum-Vergiftung **190**, 92.
Kalk in der kindlichen Nierenrinde **188**, 92.
Kalkarme Ernährung, Knochenveränderungen **197**, 1.
Kalkhaltiges Gewebe, Eisenreaktion **200**, 220.
Kalkinkrustation der Lungen **200**, 199.
Kalkkörper der Nierenrinde **162**, 85.
Kalkmetastasen bei Knochenmyelom **197**, 112.
Kallus, Histologie **183**, 470.
—, knorpeliger **152**, 157.
Kälteeinwirkung **154**, 320.
— auf Knochen **197**, 308.
Kanalisationsstörung des Ileum durch Einschnürung **166**, 526.
Kanalisationsstörungen bez. Magendrüsensekretion **194**, 32.
Kaninchen, Aortenverkalkung nach Adrenalininjektion **181**, 363.
—, Meningoenzephalitis **172**, 158.
—, Sublimatvergiftung, Niere und Darm, bez. Gefäßnervensystem **182**, 445.
Kaninchen, Zellformen im großen Netz **179**, 209.
Kankroide **200**, 181.
— mit Riesenzellen **156**, 62.
Kapazität des Schädels **159**, 248. 288. 367.
Kapillarrückbildung, atypische Formen **165**, 123.
Kardiadrüsen des Ösophagus **175**, 16.
— im Ösophagus **177**, 181. 577.
Kariometrie bei Inanition **152**, 550.
Karzinom, parasitäre Ätiologie 174, 96.
—, Aufbau und plastische Darstellung **164**, 570.
—, osteoplastisches bez. Knochenneubildung **188**, 32.
—, osteoplastisches, bez. Knochenumbau **195**, 358.
Karzinome, primäre, Multiplizität **179**, 567.
Karzinom der Analdrüsen bez. Organbau **199**, 82.
— des Ductus choledochus **158**, 253.
— der Gallenblase, Ruptur mit tödlicher Blutung **173**, 552.
— —, doppeltes **169**, 359.
— des Gallengangs **169**, 117.
Karzinome der Gallengänge **174**, 544.
Karzinom des Gartnerschen Ganges **174**, 270.
— der Haut mit Lykopodiumsporen **163**, 111.
— — bez. Paget's disease **177**, 293.
Karzinome der Leber, primäre **193**, 407.
Karzinom des Magens bez. elastischen Gewebes **169**, 278.
— des Magens **173**, 156.
— der Milchdrüse bez. Paget's disease **178**, 124.
Karzinommetastasen bei primärem Karzinom der Niere **168**, 305.
Karzinom des Ösophagus, gelatinöses **174**, 563.

Karzinom, osteoplastisches **163**, 20.
Karzinomatöse Pachymeningitis **175**, 364.
Karzinom des Pankreas, Genese **180**, 288.
—, metastatisches, des Peritonäums, Genese **196**, 371.
Karzinome der Prostata **158**, 568.
— und Myelom bez. Rektumstenose **191**, 70.
— und Sarkom in einer Schilddrüse beim Hunde **195**, 169.
Karzinomatose der Rückenmarkshäute bez. Strangdegeneration **186**, 307.
Karzinose des Ductus thoracicus **181**, 295.
Kasèin, Spaltungsprodukte bei Pankreasverdauung **152**, 130.
Käsige Harnblasenerkrankung **186**, 96.
Katarakt bez. Nasenkrankheiten **162**, 238.
Kautschukkolloid in Strumen und Tumoren **185**, 416.
Kavernome der Leber **161**, 373.
Kavernöses Angiom, Genese **165**, 427.
— — im Herzen **153**, 22.
Kavernöse Phlebektasien des Verdauungstraktus **184**, 171.
Kavernöser Tumor des Rückenmarks **172**, 429.
Kehlkopf, Amyloidtumoren **174**, 130. **175**, 539.
—, Atresie **182**, 64.
—, Epiglottisknorpel, regressive Veränderungen **193**, 270.
Keimdrüsen, embryoide Geschwülste **174**, 232.
Keimversprengung **174**, 563.
Keratitis, Granulafärbung **175**, 46.
Keratöse Pharyngitis **189**, 275. **193**, 165.
Kern, Arrosion und Fensterung **160**, 574.
Kerne der quergestreiften Muskelfasern **151**, 181.
Kerne der Muskeln, Wucherung und Hyperchromatose bei Lepra **161**, 159. 577.
Kernaustritt aus roten Blutzellen **155**, 123.
Kernmessung bei Inanition **152**, 550.
Kernteilung, direkte **174**, 78.
Kernveränderungen bei Muskelatrophie **160**, 75.
Kernkörperchen **162**, 206.
Keuchhusten und -bazillen **174**, 530.
Kieferhöhlen, Erkrankungen und Untersuchungsmethoden **161**, 580.
Kind, Kalk in der Nierenrinde **188**, 92.
Kinder mit pathologischer Blutbildung **182**, 419.
—, Staubinhalation **200**, 207.
— bez. Epityphlon bei Darmkatarrhen **200**, 166.
Kinderkrankheiten bez. Knochenmark **200**, 258.
Kindesalter, Aortenruptur und Arteriosklerose **181**, 382.
—, Leberzirrhose **192**, 266.
—, interstitielle Pneumonie und Leberatrophie **192**, 254.
Klappenhämatome und -gefäße **193**, 238.
Kleinhirn, Entwicklungsstörung bei Spina bifida **182**, 498.
—, zapfenförmige Fortsätze **151**, 513.
Kniegelenk, Staphylomykosis **152**, 459.
Knochenbildung in der Arterienwand **167**, 191.
— in Endokard und Arterienintima **166**, 13.
— in der Haut **200**, 395.
— und Knorpelbildung in den Herzklappen **162**, 100.
— heteroplastische **168**, 431.
— in der Lunge **165**, 129.
— in Lymphknoten und Gaumenmandeln **177**, 371.
— aus verlagerten Periostosteoblasten **200**, 93.

Knochenbildung in der Schleimhaut der Trachea **200**, 433.
Knochendeformationen bei einem Affen **171**, 167.
Knochen- und Bindegewebseinschlüsse in Krebsperlen **191**, 171.
Knochen, Eisenreaktion **200**, 220.
—, Entzündungsversuche **163**, 287.
Knochengestalt, funktionelle **155**, 256. **156**, 405.
Knochengewebe, Luft- und Gasfüllung bez. „Gitterfiguren" **194**, 371.
Knochenherd in der Zervix eines fötalen Uterus **167**, 81.
Knochen, Histologie des Kallus **183**, 470.
— bei Kälteeinwirkung **197**, 308.
—, knorpeliger Kallus **152**, 157.
—, Lymphosarkom **166**, 103.
Knochenmetastasen bei Struma maligna **151 B**, 113.
Knochen, Myelomatosis mit Kalkmetastasen **197**, 112.
Knochenneubildung bei osteoplastischen Karzinomen **188**, 32.
—, parostale **192**, 248.
Knochen, Osteoarthropathie **185**, 43.
—, Osteogenesis imperfecta **158**, 426. **173**, 1.
—, Osteomalazie und Riesenzellsarkom **165**, 189.
—, osteoplastisches Karzinom **163**, 20.
Knochenperitheliome, multiple, mit Lymphosarkom der Lymphdrüsen (Kahlersche Krankheit) **200**, 101.
Knochen, Pseudorachitis beim Hunde **177**, 466.
—, Schädelasymmetrie bei fötaler Chondrodystrophie **189**, 12.
Knochenstrukturen bez. Rhachitis **186**, 321.
Knochen, Synostosis suturae sagittalis **188**, 248.
Knochen in Tonsillen **177**, 387.
Knochentransplantation **191**, 80.
Knochentumoren mit Schilddrüsenbau **170**, 464.
Knochenumbau im osteoplastischen Karzinom **195**, 358.
Knochenveränderungen nach kalkarmer Ernährung und Oxalsäurefütterung **197**, 1.
Knochenwachstum bez. Athyreosis **184**, 56.
—, mechanische Störungen **163**, 185.
Knochenmark, rotes, einiger Säugetiere **157**, 19.
—, Entwickelung **191**, 421.
Knochenmarksgewebsembolie **151**,546.
Knochenmark als Gewebe einer Geschwulst zwischen Niere und Nebenniere **186**, 258.
— bei Kinderkrankheiten **200**, 258.
Knochenmarkszellen, granulierte **153**, 335.
—, Granula **167**, 231.
Knochenmark, Myelome **173**, 335.
—, multiples Myelom **177**, 96.
Knorpel, fötale Chondrodystrophie **166**, 1.
—, Chondrodystrophia foetalis mit Asymmetrie des Schädels **189**, 12.
— der Epiglottis, regressive Veränderungen **193**, 270.
Knorpelfärbung durch Formalin **160**, 148.
Knorpelfett **159**, 152.
Knorpelheilung **184**, 123.
Knorpel im Hodenadenom **167**, 396.
Knorpelige Kallusbildung **152**, 157.
Knorpelgewebe, Regeneration **175**, 32.
Knorpel in Tonsillen **177**, 387.
Knorpelzellenstruktur und Knorpelglykogen **194**, 255.
Knorpelzerstörung bei Gelenk-Eiterung und -Tuberkulose **163**, 265.
Koagulationsnekrose bez. Nierensequester **195**, 273.

Koaguline, Spezifizität bez. Blutgerinnung **176**, 10.
Kohlensäure, Einfluß auf das antibakterielle Vermögen der Blut- und Gewebeflüssigkeiten **156**, 329.
Kokken, Pneumo- und Strepto-, Differentialdiagnose **187**, 327.
Kollagene Kugeln in malignen Strumen **182**, 374.
Kollateralkreislauf bei Ischämie **153**, 306, 434.
„Kolloid" der Schilddrüse **167**, 490.
Kolloidstruma des Ovarium **173**, 538.
Kompensatorische Hypertrophie der Nebenniere **153**, 138. **154**, 568.
— — der Nebenniere bei Zystenbildung **172**, 472.
Komplementbildung nach Wassermann bei Paralyse **188**, 166.
Kongenitale Atresie des Ösophagus mit Trachealfistel **192**, 112.
— Divertikel des Processus vermiformis **178**, 25.
— halbseitige Hypertrophie **154**, 300.
— Leberlues, Riesenzellen **177**, 44.
— Lipome und schwanzähnliche Bildungen **193**, 109.
Kongenitales Lungenadenom **157**, 281.
— Lymphosarkom des Pankreas **178**, 507.
Kongenitale Pylorushyperplasie, eine Entwicklungsstörung **180**, 316. **181**, 199.
— Pylorushypertrophie mit Ösophagusverdickung **189**, 512.
Kongenitaler Riesenwuchs des Daumens **178**, 504.
Kongenitale Syphilis, viszerale Form, bes. am Magendarmkanal **159**, 179.
— —, Nebennieren **173**, 519.
Kongenitaler Tibiadefekt **163**, 227.
Kongenitale Tuberkulose und Tuberkelbazillenübertragung **181**, 150.
— Unwegsamkeit der Leberausführungsgänge **186**, 288.
Konservierung gefärbter Amyloid-Organe **159**, 570.
— anatomischer Präparate **174**, 193.
Kopenhagener Krankenhaus, Statistische und kasuistische Mitteilungen **192**, 361.
Koronararterienerkrankung bez. Herzmuskulatur **197**, 433.
Koronararterien bez. Papillarmuskeln **199**, 187.
Köperchen, Russellsche **193**, 121.
— — bez. weibliche Genitalien **199**, 482.
Krebs der Gallenblase, Plattenepithel- **154**, 559. **164**, 381.
— Harnblase, chorionepitheliomähnlicher **196**, 73.
— —, Gallert **182**, 132.
Krebse, sekundäre, der Haut **190**, 196.
Krebsperlen mit Knochen- und Bindegewebseinschlüssen **191**, 171.
Krebs, primärer, der Leber **180**, 499.
Krebse der Leberzellen **174**, 544.
Krebs des Magens bez. Plasmazellen **184**, 177.
— des Uterus mit Vaginametastasen **154**, 1.
Krebsmaterialinjektion bez. Endokard **198**, 449.
Krebswucherung, plastische Darstellung **164**, 165.
Kreislauf, hydrodynamisch **174**, 434.
Kretinen, Thyreoidea **180**, 51.
Kristallform der Bilirubinausscheidungen bei Ikterus gravis **190**, 533.
Kristalle von Guanin bei Amphibien **196**, 566.
Kristallisation des Hämoglobins **162**, 477.
Kropf, Chemie und Physiologie **169**, 444.
Kryoskopie tierischer Organe, bes. der Nieren **174**, 366.
Kugelkerne in Zellen des gonorrhoischen Sekretes **187**, 309.

Kystombildung in einem Renculus **185**, 268.

L.

Langerhanssche Inseln bes. bei Diabetes mellitus **177 B**, 1.
— —, Struma **177 B**, 123.
Laryngitis nicht-spezifischen Ursprungs **164**, 541.
Larynx, lokales Amyloid **160**, 583.
Larynxtuberkulose **165**, 498.
Latenter Mikrobismus **178**, 82.
Latente Pest **179**, 337.
— Tuberkelbazillen in Lymphdrüsen bei generalisiert tuberkulösen Rindern **198**, 563.
Lebende und überlebende Gewebe, Granulafärbung **159**, 101.
Leber von Hähnen, Ablagerungen **156**, 195.
Leberabszesse, idiopathische **161**, 435.
—, Ätiologie **163**, 134.
—, Bakterienbefunde **171**, 523.
— nach retrograder Embolie **182**, 258.
Leber, Adenokarzinom und Adenom **179**, 95.
—, Aktinomykose **171**, 278.
— bez. Wirkung des Allylsenföls **180**, 477.
—, Amyloidentartung **153**, 353.
Leberatrophie bei interstitieller Pneumonie im Kindesalter **192**, 254.
Leber bei Diabetesmellitus **172**, 30. 218.
Leber: Echinococcus multilocularis **157**, 519.
—, elastisches Gewebe bei Infektionskrankheiten **174**, 406.
Leberglykogen und Leberzelle, Struktur **193**, 174.
Lebermißbildung **174**, 571.
Leber, idiopathische Stauungs- **169**, 337.
—, hepatopetale Kollateralbahnen bei Obliteration des Pfortaderstammes **197**, 490.
Leber, Regeneration **195**, 462.
—, Riesenzellen bei angeborener Syphilis **182**, 237.
—, die Kupfferschen Sternzellen **196**, 1.
Leberstrukturen, feinere **166**, 533.
Lebervenen- und Pfortaderthrombose **183**, 102.
Leberveränderungen bei Carcinoma haematodes der Gallenblase **173**, 552.
— nach Unterbindungen und Phosphorvergiftung am Kaninchen **175**, 90.
Leber, Adenokarzinom mit Flimmerepithel **162**, 1.
—, Fettgewebsnekrose bei Pankreatitis hämorrhagica **165**, 290.
—, Hypernephrom **177**, 133.
—, angeborene Hypoplasie **194**, 63.
Leberkarzinome, primäre **193**, 407.
Leberkavernome, Bau und Genese **161**, 373.
Leberkrebs, primärer **180**, 499.
Leberläppchen bez. Nervus splanchnicus **193**, 204.
Leberlues, Riesenzellen **177**, 44.
Leberlymphome bei Infektionskrankheiten **160**, 186.
Leber, Oxydationsfermente **157**, 235.
—, Pathologie **194**, 212.
— bei Phosphorvergiftung und Struktur der Leberzellen **152**, 261.
—, Regeneration und Adenombildung bei akuter Atrophie **185**, 402.
—, hämatogene Siderosis **188**, 469.
—, Stauung **188**, 98.
—, Teleangiektasien **156**, 37.
—, großknotige Tuberkulose, mit Syphilis (?) **188**, 21.
Lebertuberkulose, lokalisierte **188**, 177.
Leber, Unwegsamkeit der Ausführungsgänge **186**, 288.
Leberveränderungen bez. Magendarm-Erkrankungen **187**, 435.
Leberzirrhose bez. Alkoholismus **184**, 304.

Leberzirrhose, hypertrophische **158**, 387.
— und multiple Adenombildung der Leber **159**, 290.
— mit multipler Adenombildung **165**, 540.
—, biliäre, bez. Stenose und Obliteration des Ductus choledochus **193**, 213.
— bez. Blutkapillaren der Leber **188**, 484.
— und Blutkrankheiten **177**, 435.
— im Kindesalter **192**, 266.
— bez. Milztumor, Aszites, Ikterus **187**, 111.
— bez. Pankreas **196**, 466.
Leber, Zuckerguß- und Pseudozirrhose **153**, 251.
—, Zystenleber **164**, 270.
— mit Zysten und Aneurysma der Art. hepatica **194**, 71.
Leberzelle, Bau **168**, 1.
Leberzellenkerne mit Glykogen **194**, 439.
Leberzellen, ikterische Nekrose **160**, 394.
Leberzellenadenome und Krebse **174**, 544.
Leichenblutuntersuchungen, bakteriologische **175**, 418. **184**, 284.
Lepra in der Malerei **189**, 519.
—, niederdeutsche Aufzeichnung **156**, 190.
—, pathologische Anatomie **159**, 521.
—, Muskelkernveränderung **161**, 159. 577.
Leukämie **190**, 436.
—, akute **173**, 309. **174**, 324. **184**, 220.
—, Augenveränderungen **200**, 367.
— bez. Chlorom **171**, 504.
— und harnsaure Diathese **154**, 349.
— beim Huhn **190**, 338.
— beim Kalb **173**, 511.
—, akute großzellige lymphatische mit generalisierter Hauterkrankung **197**, 135.
Leukämie, Stoffwechsel **151**, 22. **152**, 107.
— und Miliartuberkulose **162**, 283.
Leukozyten, Biologie **151**, 220.
—, eosinophile, in Tumoren **161**, 1.
— bei vitaler Färbung **178**, 478.
Leukozytenferment, proteolytisches, bez. pathologischer Physiologie (Resorption, Autolyse, Fieber, Gerinnung) **194**, 342.
Leukozyten, uninukleäre, bei Gonorrhoe **187**, 309.
—, lebende, Granulafärbung **157**, 424.
— bez. Granula der Knochenmarkszellen **167**, 231.
—, Jodreaktion **194**, 367.
— des Blutes und der Blut bereitenden Organe bez. Metachromasie und Plasmosomen **187**, 351.
—, Struktur und chromatische Veränderungen **195**, 1.
Leukozytenvariabilität **174**, 41.
Leukozyten, vergleichende Morphologie **163**, 303.
Lidspaltenfleck und sein Hyalin **182**, 194.
Lienale Leukämie beim Kalb **173**, 511.
Ligamentum latum, Lipom **189**, 431.
Lipämie **172**, 30. 218.
— bei Zuckerkrankheit **155**, 571.
Lipochrom der Nervenzellen **162**, 534.
Lipochrome **168**, 467. **170**, 363.
Lipoide Degeneration **194**, 527.
Lipome, kongenitale, und schwanzähnliche Bildungen **193**, 109.
—, multiple Entstehung **158**, 407.
Lipom des Ligamentum latum **189**, 431.
Lokales und allgemeines Amyloid **184**, 137.
Lokale Veränderungen durch Bleisalze, Verkalkung **198**, 401.
Lückenschädel **197**, 167.
Lues hereditaria, Pankreas **154**, 501.
Lufteinführung nach Bruststich **164**, 507.

Luftembolie, experimentelle **174**, 454.
Luft- und Gasfüllung des Knochengewebes bez. „Gitterfiguren" **194**, 371.
Luftverdünnung und -verdichtung bez. Tierkörper **170**, 264.
Luftwege, obere, multiple Amyloidgeschwülste **159**, 117.
Lunge, lobus accessorius **152**, 1.
Lungenabschnitte beim Rinde, rudimentäre **194**, 52.
Lunge, abdominelle Neben- **180**, 549.
Lungengewebe, abdominales **155**, 235.
Lungenadenom, kongenital **157**, 281.
Lunge, Adenokarzinom mit Flimmerepithel **189**, 414.
—, Aktinomykosa **171**, 257. 278.
—, Amyloidtumoren **174**, 130. **175**, 539.
Lungenanthrakose, Ursprung **187**, 183.
Lungen, anthrakotisches Pigment, Einbruch in Blutgefäße **191**, 1.
Lunge, bronchitische und postpneumonische Obliterationsprozesse **193**, 488.
Lungen, corpora amylacea, Genese **196**, 221.
Lunge, Zerstörung und Neubildung des elastischen Gewebes **169**, 263.
Lungenembolie, bakterielle **198**, 211.
Lungenkapillaren, kadaveröse Fettembolie **170**, 517.
Lungenemphysem **157**, 438. **158**, 581.
Lunge, braune Induration, Pigment **161**, 422.
Lungen, Kalkmetastase bei Knochenmyelom **197**, 112.
Lungeninfarkte, Entstehung **152**, 61. 193.
Lungen, Kalkinkrustation **200**, 199.
Lunge, Knochenbildung **165**, 129.
—, Mißbildungen, Geschwulst und Hypoplasie **187**, 244.
Lungenphthise, beginnende **178**, 173.
Lungengewebe, aberrierendes, bez. Pleurageschwulst **176**, 180.
Lunge, Pneumonomykosis aspergillina **169**, 163.
Lungentuberkulose, Ätiologie **167**, 116.
—, Komplikationen **197**, 332.
Lunge, Weg der Tuberkelbazillen von der Mundhöhle zur Lunge **184**, 1.
Lungenventilation bei Druckänderung **157**, 550.
Lungenarterie, Parenchymzellenembolie **151**, 297.
Lungenarterien, kleine, bez. Intimatuberkel **191**, 403.
Lungenvenenkreuzung bei Mißbildung des Herzens **193**, 252.
Lupöser Boden bez. Sarkom **151 B**, 272.
Luteïngewebsneubildung beim Kalbe **166**, 157.
Luxation der Hüfte, Behandlung der angeborenen **154**, 263.
Lykopodiumsporen im Hautkarzinom **163**, 111.
Lymphämie, akute **171**, 101.
Lymphangioitis des Ductus thoracicus bez. Peritonitis **177**, 269.
Lymphangiome **170**, 9. **172**, 445.
— (Makromelie) **176**, 535.
Lymphatischer Apparat, Hyperplasie bei Morbus Addisonii **200**, 399.
Lymphatische Leukämie mit Hauterkrankung **197**, 135.
Lymphbahnen bei chronischer Bronchitis **165**, 80.
—, Endotheliom **172**, 290.
Lymphdrüsen, retroperitonäale, amyloider Tumor **176**, 313.
— bez. Infektion und Immunität **155**, 335.
—, Krebsmetastasen **154**, 559.
—, bronchiale, Lymphosarkom **164**, 147.
—-Lymphosarkom und Knochenperitheliome (Kahlersche Krankheit) **200**, 101.
— mit Synzytiumendotheliom **198**, 422.

Lymphdrüsen, mit latenten Tuberkelbazillen bei generalisiert tuberkulösen Rindern **198**, 563.
Lymphdrüsenvermehrung **194**, 320.
Lymphdrüsen, zystische Degeneration **155**, 465.
Lymphgefäße, physiologische Injektion **153**, 110.
—, peritonäale, selbständig gewordenes Netz **159**, 566.
Lymphgefäßsystem bez. Verschleppung bösartiger Geschwülste **151 B**, 195.
Lymphoides Gewebe in der männlichen Urethralschleimhaut **180**, 108.
Lymphknoten mit Knochenbildung **177**, 371.
Lymphorgane, Endothelien **198**, 422.
Lymphosarkom der Lymphdrüsen und multiple Knochenperitheliome **200**, 101.
Lymphspalten und Bindegewebshäute **162**, 541.
Lymphzirkulation in der Großhirnrinde **152**, 525.
Lymphozyten des Blutes, Bewegung **176**, 185.
Lymphozytenemigration **169**, 17.
Lymphozytenexsudate, Erzeugung **179**, 28.
Lymphozyten bei Gonorrhoe **187**, 309.
Lymphozytengranula **167**, 151. **180**, 436.
Lymphozyten bez. Plasmazellen **165**, 365. **166**, 424. **169**, 428.
Lymphome in der Leber bei Infektionskrankheiten **160**, 186.
Lymphomatose der Speichel- und Tränendrüsen **185**, 117.
Lymphosarkom, metastasierende Amyloidtumoren **185**, 251.
Lymphosarkom der Bronchialdrüsen und des Ösophagus **164**, 147.
Lymphosarkom des Dickdarms **167**, 373.
Lymphosarkom der Knochen **166**, 103.
— des Mittelfells **172**, 410.
— des Pankreas **178**, 507.
Lysolvergiftung **185**, 132.
Lyssakranke in Japan, Behandlung **158**, 148.

M.

Macula lutea-Zentrum, Lage im Gehirn **158**, 466, **175**, 407.
Magendivertikel **174**, 576.
Magendrüsen bei Störungen der Innervation und Kanalisation bez. sekretorischer Funktion **194**, 32.
Magen, Elektrizitätswirkung auf die Sekretion **180**, 238.
Magenerweiterung bei Darmverschluß **156**, 285.
Magen, sympathische Ganglien bei Krankheiten **180**, 246.
—, Hypersekretion **154**, 529.
Magensaftfluß **157**, 1.
Magen, nekrotisierende Entzündung, bei Scharlach **167**, 92.
Magenepithel, Schleimzone, vor und nach der Geburt **180**, 99.
Magengeschwür, peptisches, Autodigestion **184**, 360.
—, rundes, Pathogenese **195**, 317.
—, chronisches, mit Nierenvenenarrosion **173**, 204.
Magen, Hyalin **198**, 105.
Magenkrebs bez. Plasmazellen **184**, 177.
Magenpolypen mit hyalinen Körpern **153**, 207.
Magensarkom, primäres **183**, 146.
Magen, Sarkome und Endotheliome **195**, 341.
Magenschleimhaut, Ätzung **185**, 524.
—, hyaline Körper **151**, 319.
Magenschleimhautinseln im Ösophagus **175**, 1. **177**, 368. **179**, 60. 562.
— —, Physiologie **186**, 418.

Magendarmerkrankungen bez. Leberveränderungen **187**, 435.
Magendarmsyphilis **155**, 507.
Magendarmkanal, viszerale Form der angeborenen Syphilis **159**, 179.
Magen, Adenomyome des Pylorus **173**, 137.
—, Myome **158**, 524.
Magentumoren, Myom, Karzinom, Sarkom **173**, 156.
Magenschleimhaut, papilläre Geschwülste **153**, 130.
Magenkarzinom bez. elastischen Gewebes **169**, 278.
Makromelie bez. Lymphangiome **176**, 535.
Malakoplakie der Harnblase **173**, 302. **184**, 157.
— bez. Tuberkulose der Harnblase **184**, 469.
Malaria und Akklimatisation in den Tropen **155**, 322.
—, Darmerkrankungen **171**, 334.
Malariaerreger im Malayischen Archipel **158**, 444.
Malariaimmunität **162**, 222.
Malariarezidive und ihre Behandlung **166**, 171.
Malaria tertiana, Struktur des Parasiten **159**, 322.
Malariaexpedition Kochs. Kritik **161**, 18.
Malayischer Archipel, Malariaerreger **158**, 444.
Malignes Granulom der mediastinalen Drüsen **185**, 226.
Maligne Tumoren, Multiplizität **183**, 160.
Mamma, Adenokystom mit Flimmerepithel **156**, 395.
Mammablastom des Hundes bez. Metaplasie **199**, 95.
Mamma, Seifenzysten **156**, 151.
Mammatumoren bez. Achseldrüsentuberkulose **171**, 472.
Mammazysten mit butterähnlichem Inhalt **179**, 76.
Mamma, Zystadenom beim Manne **165**, 550.
Mamilla, elastisches Gewebe **198**, 459.
Markinterstitium der Niere mit Fett **196**, 322.
Markkegel der Niere, Obliteration **177**, 477.
Masern, pathologische Anatomie und Mikrobiologie **199**, 378.
Masse, Rauminhalt und Dichte des Menschen **157**, 90.
Mastdarm, syphilitische Geschwüre **154**, 46.
Mastzellen **179**, 450.
Mast- und Plasmazellen bei Dermatitis exfoliativa **159**, 86.
Mastitis obliterans **198**, 338.
Mechanik der Expektoration **161**, 173.
— des geschlossenen Pneumothorax **161**, 569.
Mechanische Einwirkung auf Zellenprotoplasma **173**, 35.
Mechanischer Standpunkt in der Medizin **188**, 1.
Mechanische Störungen des Knochenwachstums **163**, 185.
Mediastinale Drüsen, malignes Granulom **185**, 226.
Mediaverkalkung der Extremitätenarterien bez. Arteriosklerose **171**, 141.
— — **191**, 402.
Medizin vom mechanischen Standpunkte **188**, 1.
Medullarsarkom des Ösophagus **198**, 526.
Meerschweinchen, Milztuberkulose mit infarktartigen Bildungen **198**, 501.
Megakolon bez. Darm **198**, 119.
Mehrlingsgeburten, Ursachen **171**, 340.
Melaninfarbstoff, Entstehung **198**, 62.
Melaningenese **199**, 561. 567.
Melanin und Hämosiderin **163**, 151.153.

Melanome, benigne der Haut — „blaue Nävi" **186**, 212.
—, chemisch **192**, 514.
Melanosarkomatose der Schimmelpferde **198**, 1.
Melanotischer Gehirntumor **183**, 129.
Melanotische Hautgeschwülste **171**, 79.
Meningeales und zerebrales Cholesteatom **184**, 255.
Meningitis spinalis, Ausbreitung **197**, 314.
—, Verhalten des Blutes **192**, 1.
Meningitis tuberculosa bez. Ependym der Hirnventrikel **160**, 85.
Meningocelenwand mit psammomähnlichen Bildungen **194**, 121.
Meningoencephalitis haemorrhagica **151** 285.
— beim Kaninchen **172**, 158.
Menschentuberkulose bez. Rinderperlsucht **177**, 570.
Mesaortitis gummosa **170**, 257.
Mesenteriale Chylangiome **181**, 541.
Mesenterialzysten **190**, 217.
Mesenterium mit Enterokystom **181**, 521.
Mesodermale Geschwülste am Urogenitalapparat **187**, 471.
Mesokolonwucherung, benigne, des Darmepithels **195**, 487.
Mesonephrische Adenomyome **156**,507.
Mesotheliom der Nebennieren **172**, 301,
Messungen der Schädelkapazität **159**. 248. 367.
Metachromasie der Leukozyten **187**, 351.
—, farbchemische Theorie **200**, 572.
Metallfärbungen verkalkter Gewebeteile **180**, 362.
Metaplasie **161**, 70.
— des Epithels bei Ozäna **168**, 22.
— **169**, 359.
— des Bronchialepithels **190**, 163.
— des Epithels bei Bronchopneumonie **190**, 350.
Metaplasie bez. Mammablastom des Hundes **199**, 95.
— bez. Multiplizität maligner Tumoren **196**, 335.
— des Ösophagusepithels **177**, 181.
Metastase, Rückläufiger Transport von Geschwulstteilen in Herz- und Lebervenen **151**, 69.
Metastasierende Amyloidtumoren (Lymphosarkom) **185**, 251.
Metastasen mit Verhornung bei Gallenblasenkrebs **154**, 559.
— eines Ganglioneuroms **191**, 411.
— maligner Hodengeschwülste **154**, 138.
Metastase von Kalk bei Knochenmyelom **197**, 112.
Metastasen bösartiger Geschwülste durch das Lymphgefäßsystem **151 B**, 195.
Metastatische Nebennierengeschwulst der Vulva **194**, 17.
Metastasen bei primärem Nierenkarzinom **168**, 305.
Metastatisches Karzinom des Peritonäums, Genese **196**, 371.
Metastasen in Knochen bei Struma maligna **151 B**, 113.
— in der Vagina bei Uteruskrebs **154**, 1.
Metastase im Venenthrombus bei Karzinom **157**, 183.
Meteorismus und Reflexe **186**, 125.
Metritis chronica **196**, 502.
Mikrobiologie der Masern **199**, 378.
Mikrobismus, latenter **178**, 82.
Mikrophotographie mit ultraviolettem Lichte **183**, 343.
Milch, Morphologie **162**, 187. 406.
Milchdrüse, Mischgeschwulst (Osteoidsarkom) **183**, 495.
Milchdrüsenkarzinom bez. Pagets disease **178**, 124.
Milchdrüsentuberkulose bez. Achseldrüsentuberkulose **171**, 472.

Miliartuberkulose, akute allgemeine, Entstehung **179**, 283.
Milz, Agenesie **173**, 571.
—, Angiom **194**, 500.
—, Angiome und angiomatöse Sarkome **178**, 296.
—, Bantische Krankheit und Splenomegalie **172**, 108.
—, elastisches Gewebe **175**, 69.
— nach Infektion bei passiv immunisierten Tieren **191**, 112.
—, familiäre Splenomegalie **187**, 125.
Milzfollikel, großzellige Herde bei Diphtheritis und anderen Affektionen **159**, 137.
Milzfunktion **168**, 485.
Milz, Induratio fibrosa circumscripta **198**, 325.
Milzknötchen mit blasigen Zellen **197**, 291.
Milz, multiple Nebenmilzen 188, 65.
Milzpigment, Entstehung **160**, 378.
— **160**, 473.
Milzruptur **164**, 32.
Milztuberkulose der Meerschweinchen mit infarktartigen Bildungen **198**, 501.
Milztumor bei Leberzirrhose **187**, 111.
— bei Vergiftungen und Infektionskrankheiten **161**, 461.
Milz, Wandermilz und Splenomegalie **197**, 91.
—, Zystenbildungen **158**, 345.
Milzzysten und -hernien **164**, 50.
—, Genese **194**, 306.
Mischgeschwulst (Osteoidsarkom) der Milchdrüse **183**, 495.
Mischgeschwülste der Niere **155**, 401.
—, polypöse, des Ösophagus **167**, 383.
— der Parotisgegend **197**, 472.
— der Speicheldrüsen **168**, 233.
Mischtumoren der Speicheldrüsen **189**, 337.
„Mißbildungen", Definition des Begriffs **189**, 526.
Mißbildung bez. Entwicklungsgeschichte **192**, 544.
—, Agenesie der Milz **173**, 571.
Mißbildungen, Anenzephalie und Amyelie **151**, 346. 438.
—, verschiedene, am Anus, Ureter usw. **154**, 81.
Mißbildung, Atresie des Dünndarms **196**, 168.
Mißbildungen, Atresia duodeni u. a. **199**, 401.
Mißbildung, Atresie des Kehlkopfes **182**, 64.
Mißbildungen, Atresie des Ösophagus mit Trachealfistel **192**, 112.
—, Brachydaktylie und Hyperphalangie **151**, 429.
Mißbildung des Darms **155**, 388.
—, Dünndarmatresie **185**, 208.
Mißbildungen von Extremitäten **193**, 1
Mißbildung, mediane Gesichtsspaltung **163**, 126.
—, vierfingerige Hand **174**, 392.
Mißbildungen am Harnapparat **186**, 25.
—, Hemizephalie und Spaltbildungen **169**, 29.
Mißbildung, Hermaphroditismus verus **172**, 1.
— des Herzens **166**, 385. **173**, 387.
— am Herzen, Defekte der Scheidewand **181**, 51.
— des Herzens, cor triatriatum **193**, 252.
Mißbildungen des Herzens **196**, 127.
Mißbildung, Holoacardius acephalus (Amorphus) **192**, 371.
—, Hyperdaktylie bez. Weichteile **178**, 1.
Mißbildungen, halbseitige Hypertrophie **154**, 300.
Mißbildung, Kleinhirnstörung bei Spina bifida **182**, 498.
— der Leber **174**, 571.
Mißbildungen der Leberausführungsgänge **186**, 288.

Mißbildung, Lobus accessorius der Lunge **152**, 1.
Mißbildungen der Lungen, Adeno-Rhabdomyom und Hypoplasie **187**, 244.
—, multiple, eines Neugeborenen **196**, 207.
Mißbildung, angeborene Muskeldefekte **170**, 175.
Mißbildungen der Nase und des mittleren Stirnfortsatzes **162**, 340.
—, Entwicklungshemmungen in den Nieren **173**, 267.
Mißbildung, Doppelbildung an den Nieren **200**, 487.
—, Entwicklungsstörungen der Niere **175**, 442.
—, doppelte linke Niere **152**, 545.
— an Penis und Skrotum, Verwachsung **153**, 151.
—, Mangel des Proc. vermiformis **177**, 150.
—, Persistenz des Sinus uro-genitalis. Atresia vaginae. Pyometra **151**, 63.
—, Riesenwuchs des Daumens **178**, 504.
Mißbildungen am Schwanzende menschlicher Föten **180**, 334.
Mißbildung, Sirene (Sympus apus) **171**, 284.
—, situs inversus **156**, 115.
—, Tibiadefekt **163**, 227.
Mißbildungen der Trikuspidalis **171**, 298.
Mißbildung am Urogenitalapparat **185**, 363.
—, Wolfsrachen **197**, 16.
Mißbildungen, Zysten in der Niere 188, 551.
Mitralklappe, Funktionsprüfung **169**, 159.
Mitralerkrankungen bez. linker Herzkammer **151**, 189.
Mitralsegel, „weiße Flecke" **163**, 343.
Mittelfell, Lymphosarkom **172**, 410.
Molluscum contagiosum **176**, 515.
Multiplizität primärer Karzinome **179**, 567.
— maligner Tumoren **183**, 160.
— — bez. Metaplasie **196**, 335.
Multiple Primärtumoren **184**, 201.
Mundhöhle, Weg der Tuberkelbazillen von der — zur Lunge **184**, 1.
Muskelatrophie, progressive **158**, 105.
—, Kernveränderungen **160**, 75.
— und Hyperplasie **165**, 263.
Muskeldefekte, angeborene **170**, 175.
Muskelentartung bei chronischer Tuberkulose **161**, 410.
Muskelentzündung **171**, 118.
Muskelfasern, Kerne der quergestreiften **151**, 181.
—, quergestreifte, in der Uteruswand **151**, 52.
—, wachsartige Umwandlung **186**, 64. **195**, 93. **200**, 22.
Muskel mit Fett nach Durchquetschung des Halsmarks **185**, 478.
Muskelgeschwülste des Hodens **163**, 244.
Muskelglykogen **200**, 73.
Muskelprimitivbündel, Hülle **154**,291.
Muskelkernveränderung bei Lepra **161**, 159, 577.
Muskeln, quergestreifte, traumatische Nekrose und Regeneration **198**, 374.
Muskelveränderungen nach Nervendurchschneidung **158**, 199.
Muskel, Rhabdomyosarkom **160**, 203.
Muskulatur, quergestreifte, und Akromegalie **174**, 401.
—, —, bez. Akromegalie **179**, 571.
— und elastisches Gewebe bei Beri-Beri **171**, 389.
—, quergestreifte, bez. Fettinfiltration **158**, 170.
— des Ösophagus, Hypertrophie **172**, 501.
—, quergestreifte, netzförmige Anordnung **191**, 192.

Muskulatur, quergestreifte, bez. Schlangengift **179**, 36.
Myelin in Zellen und Myelin bez. Fettmetamorphose **167**, 296.
Myelitis, eitrige **200**, 461.
—, toxische, in der Gravidität **184**, 329.
Myelom **161**, 252, 508. **173**, 531. **189**. 439.
Myelomfrage **184**, 213.
Myelom der Knochen mit Kalkmetastasen **197**, 112.
Myelome des Knochenmarks **173**, 335.
Myelom, multiples **177**, 96.
— und Karzinom bez. Rektumstenose **191**, 70.
Myelomzellen **183**, 115.
Myelominingocele **176**, 427.
Myoblastische Sarkome **187**, 265.
Myokard, Fragmentation **185**, 439.
— und Fremdkörper **164**, 406.
Myokarditis, diffuse **182**, 1.
— bez. Erkrankungen der Arterienwandungen **159**, 447.
Myom des Darms mit Divertikelbildung **177**, 167.
Myome des weiblichen Geschlechtsorgans, Rhabdo- **185**, 380.
Myom des Magens **173**, 156.
Myome des Uterus und Magens **158**, 524.
Myomatöser Uterus: Blutgefäßendotheliom **190**, 177.
Myom des Uterus bez. multipler Nierentumoren **181**, 338.
Myopisches Auge und normales bez. elastischen Gewebes **183**, 465.
Myotonia congenita **163**, 380.
Myxödem **177**, 426.
Myxomatöses Fibrosarkom der Pleura **193**, 92.
Myxofibrom am Herzen **159**, 351.
Myxome des Herzens, bez. der Herzklappen **181**, 347.
— — **194**, 127.

N.

Nabelinfektion mit Bazillus pyozyaneus **165**, 342.
Nabelgefäße, Bau und Rückbildung **167**, 210.
Nachruf auf O. Israel **188**, Vorwort.
Nachruf auf Rudolf Virchow **171**, 2.
Narbenausbildung **175**, 238.
Narbig-lupöser Boden bez. Sarkom **151 B**, 272.
Nase, Abfluß von Zerebrospinalflüssigkeit **161**, 328.
Nasengliome **195**, 537.
Nasenrachenraum, Sektion **157**, 339.
Nasenhöhlen-Sektionsmethode **163**, 179.
Nase, Mißbildungen **162**, 340.
Nasenkrankheiten bez. Katarakt **162**, 238.
Nasenmuschel, Epithelumwandlung **168**, 22.
Nävi, blaue — Chromatophorome, benigne Melanome der Haut **186**, 212.
—, weiche **157**, 485.
— der Haut, Zellhaufen **166**, 40.
Nebenhoden, gonorrhoische Erkrankung **182**, 39.
Nebenhodentuberkulose, Ätiologie der primären — **180**, 179.
Nebenhodenverlagerung bez. Gewebsveränderung **180**, 484.
Nebenlunge, abdominelle **180**, 549.
Nebenmilzen, multiple **188**, 65.
Nebennierenrinde, Anlage **190**, 217.
Nebennieren bez. Adrenalininjektion und Arteriosklerose **192**, 338.
Nebennierenblutungen **170**, 242. **193**, 137.
Nebennierenerkennung, biochemische **192**, 356.
Nebenniere, Fettgehalt **182**, 314.
Nebennierengeschwulstmetastase der Vulva **194**, 17.

Nebennierengliome **180**, 117, 553.
Nebennierenglykosurie **184**, 345.
Nebenniere, kompensatorische Hypertrophie **153**, 138. **154**, 568.
Nebennierenknötchen am Genitalapparat **171**, 443.
Nebennierenmark bez. Nierenoperationen **196**, 68.
Nebennierenmesotheliom **172**, 301.
Nebennieren, Pathologie **177**, 227.
Nebennierenschrumpfung bei Morbus Addison. **172**, 480.
Nebennierensekretkörnchen **192**, 494. **193**, 551.
Nebennieren bei kongenitaler Syphilis **173**, 519.
Nebennierentumoren, chemischer Unterschied **169**, 332.
Nebennierenzyste **172**, 472.
Nebennierenzysten, doppelseitige **200**, 151.
Nebenpankreas **164**, 132. **173**, 281.
Nebenschilddrüsen **174**, 413.
Nebenschilddrüse **188**, 181.
—, Zellhaufen innerhalb der Thyreoidea **191**, 63.
Neger, Infektionskrankheiten **174 B**, 1.
Nekrobiose der Blutzellen, Gestalt und Färbung **173**, 485.
Nekrolog für 1897 **152**, 552.
— auf Oscar Israel **188**, Vorwort.
— — Rudolf Virchow **170**, 2.
Nekrose des Fettgewebes, chemische Reaktion **161**, 194.
— — — bez. verschiedener Organe **187**, 360.
— — Pankreasfettgewebes **162**, 299.
— im subkutanen Fettgewebe **193**, 510.
—, ikterische, der Leberzellen **160**, 394.
—, traumatische, und Regeneration der quergestreiften Muskeln **198**, 374.
Nephritis chronica bez. Arteriosklerose **195**, 228.
Nephritis interstitialis bez. arterieller Gefäße **177**, 485.
— Nephritis bez. Arteriosklerosis **178**, 367.
— bez. Herzhypertrophie des linken Ventrikels **182**, 327.
— infectiosa ascendens, Heilung **166**, 317.
— tuberculosa **165**, 42.
Nerven, peripherische, Degeneration und Regeneration **181**, 452.
—, endoneurale Wucherungen **199**, 454.
— der Gefäße bei Arteriosklerose **198**, 554.
—, vasomotorische **157**, 373.
Nervendurchschneidung bez. Muskelveränderungen **158**, 199.
— — Schilddrüse **170**, 170. **171**, 555.
— — Spinalganglienzellen **173**, 466.
— — Struktur der Zahnpulpa **187**, 516.
Nervenmark- und Achsenzylindertropfen **152**, 241.
Nervenpigment und Neuronlehre **197**, 39.
Nervenregeneration **189**, 209.
Nervenstumpf, Regeneration **191**, 94.
Nervensystem, Entstehung der Amyloidkörperchen im Zentral— **184**, 454.
— und Netzhaut bei Anenzephalie und Amyelie **151**, 346, 438.
— bez. Barometerdruckänderungen **178**, 142.
— — Blitz- und Elektrizitätswirkungen **170**, 56.
—, Fibromsarkomatose **177**, 317.
— der Gefäße bez. Varizen der Vena saphena **179**, **373**.
— bez. Infektion **155**, 98.
—, Stützgerüst **157**, 127, 197.
Nervenzellen, Lipochrom **162**, 534.
Nervus ischiadicus-Beschädigung bez. Gefäßveränderungen **183**, 1.

Nervus opticus, Chiasma mit Fortsatz **177**, 171.
— splanchnicus bez. Leberläppchenbau **193**, 204.
— sympathicus, Neuroma gangliocellulare **151 B**, 66.
— —, ganglienzellenhaltiges Neurom **155**, 557.
Netz mit Enterokystom **181**, 521.
—, großes, des Kaninchens, Zellformen **179**, 209.
—, multilokuläre Zyste 188, 138.
Netzförmige Anordnung der quergestreiften Muskulatur **191**, 192.
Netzhaut bei Anenzephalie **151**, 346, 438.
Netzhautgliom **173**, 354.
Netzhauttumoren **161**, 338.
Neubildung von Elastin in Geschwülsten **176**, 169.
Neubildungen bez. elastischen Gewebes **187**, 286.
—, endotheliale **161**, 56.
— im Tierkörper bez. Hefestämme **181**, 135.
Neubildung von Luteïngewebe beim Kalbe **166**, 157.
Neugeborene, Uterus **156**, 94.
—, Dermoïdzysten am Genitalsystem **168**, 250.
—, Herzklappenhämatome, Entstehung **192**, 521.
—, Klappenhämatom im Herzen **184**, 274.
Neugeborener mit multiplen Mißbildungen **196**, 207.
Neurofibroma bez. Fibrome **160**, 407.
Neufibrome **170**, 399.
Neufibromatose, allgemeine mit Gliom des Rückenmarks **151 B**, 78.
Neuroglia, Färbung **160**, 358.
Neurogliagewebe, pathologisches **163**, 441.
Neuroma gangliocellulare des Nervus sympathicus **151 B**, 66.
Neuroma gangliosum **153**, 29.
Neurom des Nervus sympathicus mit Ganglienzellen **155**, 557.
Neuronlehre und Nervenpigment **197**, 39.
Niere, linksseitige Doppelbildung **152**, 545.
—, Doppelbildungen, entwicklungsgeschichtliche Deutung **200**, 487.
—, bez. Wirkung des Allylsenföls **180**, 477.
Nierenamyloidose **182**, 297.
Niere, amyloide, bez. Heilung **194**, 286.
Nieren bei perniziöser Anämie **192**, 324.
Nierenarterien mit Hypertrophie und Arteriosklerose **181**, 568.
Niere, Blaufärbung durch die Weigertsche Fibrinfärbungsmethode **197**, 536.
—, eisenhaltige Bakterienzylinder bei puerperaler Sepsis **188**, 87.
—, Entkapselung **179**, 153.
Nieren mit Entwicklungshemmungen **173**, 267.
Niere, Entwicklungsstörungen **173**, 209.
Nierenentzündung bez. Lokalisation der Hautwassersucht **155**, 587.
Nierenepithelien, Plasmosomen und Granula **169**, 1.
—, Regeneration **170**, 375. **171**, 557.
Nierenerkrankungen bez. Veränderungen kleiner Arterien **159**, 541.
— bez. kleiner Arterien **180**, 543.
— bei Gelatineeinspritzungen **167**, 351.
Niere, Fettinfiltration und fettige Degeneration **180**, 1.
—, Fett im Markinterstitium **196**, 322.
—, fötale Riesenniere und Entwicklungsgeschichte **173**, 247.
Nierengefäße, akzessorische, bez. Hydronephrose **191**, 534.
Nierengegend, Geschwulst aus Knochenmark **186**, 258.

Nierengeschwülste **157**, 346, 377.
Niere, Glomerulitis adhaesiva **163**, 209.
—, Glomerulonephritis bei Typhus abdominalis **163**, 360.
—, Hydronephrose und Chyluszysten **161**, 44.
—, Heilung der Hydropyonephrose **164**, 22.
Niereninfarkte **155**, 201. **157**, 189.
—, Fettgehalt **170**, 100.
Niereninsuffizienz bez. elektrischer Leitfähigkeit der Aszitesflüssigkeit **183**, 180.
Niere, Kalk in der Rinde bei Kindern **188**, 92.
Nierenkarzinom, Metastasen **168**, 305.
Nierenkörperchen, Verödung und hyaline Entartung **171**, 243.
Nieren, Kryoskopie **174**, 366.
Niere, Kystombildung in einem Renculus **185**, 268.
—, Mischgeschwülste **155**, 401.
—, Obliteration der Markkegel beim Kaninchen **177**, 477.
Nierenoperation bez. Nebennierenmark **196**, 68.
Nierenresektion und ihre Folgen **161**, 365.
Nierenrinde, Kalkkörper **162**, 85.
Nierensequester bez. Koagulationsnekrose **195**, 273.
Niere, Nephritis tuberculosa **165**, 42.
Nierensarkom mit chromaffinen Zellnestern **182**, 282.
Nierenschrumpfung ohne Arteriosklerose **188**, 527.
Niere bei Sublimatvergiftung **182**, 445.
Nierentuberkel, Genese **186**, 145.
Nierentuberkulose, experimentelle, bez. Blutströmung **192**, 383.
Nierentumoren, multiple bez. Uterusmyom **181**, 338.
Nierenuntersuchungen, chemische **176**, 413.
Nierenveränderungen bei Schilddrüsenausfall **166**, 403.
— nach Unterbindung der Vena renalis am Kaninchen **185**, 293.
Nieren, Zysten- und andere Entwicklungsstörungen **175**, 442.
Niere, Zystenbildungen **185**, 52.
Nierenzysten **186**, 341.
—, embryonale Entwicklungsstörungen **188**, 551.
Nierenvenenarrosion bei Magengeschwür **173**, 204.

O.

Oberkieferhöhle, epulides Zystadenom **190**, 421.
Oberschenkel, Echinokokkus **157**, 519.
Obliteration des Ductus choledochus bez. biliärer Leberzirrhose **193**, 213.
— der Markkegel in der Kaninchenniere **177**, 477.
Obliterierende Mastitis **198**, 338.
Obliteration der Pfortader **197**, 490.
Obliterationsprozesse in der Lunge nach Pneumonie **193**, 488.
Ochronose **160**, 148. **193**, 275.
Ödem, renales, bez. Arteriosklerose **196**, 313.
Ödeme und Hydropsien **166**, 87.
Offenbleiben des Ductus Botalli **153**, 25.
Ohr, traumatische Taubheit **189**, 188.
Onkologie, Adenoma malignum **161**, 453.
Operationen mit ungeklärten Todesfällen bez. Chromaffinsystems **198**, 93.
Operationsverfahren zur Schädelöffnung **163**, 154.
Optikus, Chiasma mit Fortsatz **177**, 171.
Orbita, Sektionsmethode **163**, 179.
Organe, Fettgehalt **174**, 163.
— bei Fettgewebsnekrose **187**, 360.

Organgewichte **163**, 72.
Organe, Kryoskopie **174**, 366.
Organbau bez. Hundegeschwülste **199**, 82.
Organveränderungen nach Schilddrüsenexstirpation **170**, 229.
Organisation im extraduralen Hämatom **174**, 475.
Orientbeule, Ätiologie **178**, 112.
Ösophagus, kongenitale Atresie mit Trachealfistel **192**, 112.
Ösophagusdefekt neben anderen Mißbildungen **199**, 401.
—, Traktionsdivertikel **167**, 16. **178**, 351. **179**, 190, 403. **184**, 403. **192**, 126.
Ösophagus, Divertikel der vorderen Wand **168**, 128.
Ösophagusdivertikel **173**, 395.
Ösophagus, Vorderwanddivertikel **176**, 328.
—, Divertikeldisposition **176**, 457.
—, Ösophagus, Epithelproliferationen beim Embryo **191**, 178.
Ösophagusfisteln **199**, 420.
Ösophagus, Flimmerepithelzyste **153**, 26.
— mit Kardiadrüsen **175**, 16. **177**, 181. 577.
— — Magenschleimhautinseln **175**, 1. **177**, 368. **179**, 60, 562.
— — —, Physiologie **186**, 418.
—, Medullarsarkom **198**, 526.
Ösophagusmuskulatur, Hypertrophie **172**, 501.
Ösophagus, Hypertrophie der Muskulatur bei kongenitaler Pylorusstenose **189**, 512.
—, gelatinöses Karzinom **174**, 563.
Ösophaguslymphosarkom **164**, 147.
Ösophagus, polypöse Mischgeschwülste **167**, 383.
Ösophagussarkome **162**, 256. **194**, 446.
Ösophagusschleimhaut, Pathologie **193**, 258.
Ösophagus, Verdoppelung **190**, 78.
—, Zystenbildungen **158**, 345.
Ossa sesamoidea bei Hyperdaktylie **178**, 164.
Ossificatio pathologica. 1847 **151**, 538.
Ostéoarthropathie hypertrophiante pneumique **185**, 43.
Osteoblasten, verlagerte, des Periost bez. Knochenbildung **200**, 93.
Osteochondrosarkom der Thyreoidea **171**, 34.
Osteogenesis imperfecta **158**, 426. **173**, 1.
Osteoidchondrosarkom der Harnblase **161**, 70.
Osteoidsarkom (Mischgeschwulst) der Milchdrüse **183**, 495.
Osteome, multiple, der Trachea **200**, 433.
Osteomalazie und Riesenzellensarkom **165**, 189.
Osteoplastisches Karzinom **163**, 20.
Osteoplastische Karzinome mit Knochenneubildung **188**, 32.
Osteoplastisches Karzinom bez. Knochenumbau **195**, 358.
Osteoplastische Tracheopathie **200**, 433.
Ovarialzysten **151**, 260. **155**, 220. **166**, 256.
Ovarium, Dermoidzysten **156**, 1.
Ovarien, kleinzystische Entartung **161**, 311.
Ovarium, Aplasie und Riesenwachstum bei Säugetieren **198**, 472.
— des Huhnes, Hydrops follicularis, Fibrom und Adenom **198**, 488.
—, struma colloides **173**, 538.
Oxaluria, alimentäre **160**, 173.
Oxalsäurebildung im menschlichen Körper **163**, 404.
Oxalsäurefütterung, Knochenveränderungen **197**, 1.
Oxydationsfermente der Leber **157**, 235.

Oxyuris vermicularis in der Darmwand **182**, 145.
Ozäna, Epithelumwandlung **168**, 22.

P.

Pacchionische Granulationen bez. Sarkom und Psammom der Dura mater **170**, 429.
Pachymeningitis carcinomatosa **175**, 364.
Pachymeninx, Verkalkung bei Usura cranii **198**, 271.
Paget's disease bez. Karzinom **177**, 293.
— — bez. Milchdrüsenkarzinom **178**, 124.
Pankreas, Histologie **177 B**, 128.
—, Morphologie der Langerhansschen Inseln **168**, 91.
—, Adenokarzinom und Karzinom **180**, 288.
—, akzessorisches **198**, 392.
— beim Diabetes mellitus **168**, 83. **172**, 30. 218.
Pankreas bei Diabetes **172**, 493.
—, Langerhanssche Inseln bes. bei Diabetes mellitus **177 B**, 1.
—, Struma der Langerhansschen Inseln **177 B**, 123.
— bei Leberzirrhose **196**, 466.
—, Fettgewebsnekrose **162**, 299.
Pankreatitis haemorrhagica mit Fettgewebsnekrose der Leber **165**, 290.
Pankreasgifte bez. Glykosurie **169**, 479.
Pankreas bei hereditärer Lues **154**, 501.
—, kongenitales Lymphosarkom **178**, 507.
—, Regeneration der Ausführungsgänge **195**, 555.
—, primäres Sarkom **193**, 395.
Pankreasversuche bez. Stase **199**, 1.
Pankreas, traumatische Erkrankungen **181**, 276.
Pankreasveränderungen bei Carcinoma haematodes der Gallenblase **173**, 553.
Pankreasverdauung, bez. Spaltungsprodukte des Kaseïns **152**, 130.
Pankreas, Selbstverdauung **158**, 126.
Pankreaszellen bei Inanition **156**, 409.
Pankreaszirrhose **183**, 228.
Pankreas, Zystadenome **182**, 110.
Pankreaszysten **177 B**, 154.
Pankreas, Neben— **164**, 132. **173**, 281.
Papilläres Epitheliom mit partieller Spontanheilung **175**, 507.
Papilläre Geschwülste der Magenschleimhaut **153**, 130.
Papillarmuskeln bez. Koronararterien **199**, 187.
Paraffininjektion in menschliche Gewebe **182**, 339.
Paralysis agitans, patholog. Anatomie **165**, 227.
— progressiva **154**, 389.
Paralyse mit syphilitischen Antikörpern im Liquor cerebro-spinalis **188**, 166.
Paralysis progressiva bez. Plasmazellen **198**, 280.
Parasitäre Ätiologie des Karzinoms **174**, 96.
— Endemie in Japan mit Schistosomum **193**, 323.
Parasiten, Bilharzia (Distomum haematobium) **152**, 474.
Parasitäre Hefen bez. Neubildungen im Tierkörper **181**, 135.
— Organismen in Geschwülsten **179**, 475.
Parasiten, Eier bez. tuberkelähnlicher Knötchen **197**, 425.
Parasit der Malaria tertiana, Struktur **159**, 322.
Parasiten, Oxyuris vermicularis in der Darmwand **182**, 145.
Parathyreoidea, Zellhaufen innerhalb der Schilddrüse **191**, 63.
Parenchymatöse Organe bei Eiweißinjektion **198**, 248.

Paroophoron, Adenomyome **156**, 507.
Parotisgegend, Mischgeschwülste **197**, 472.
Parotistuberkulose, Genese der Riesenzellen **200**, 346.
Patellarreflexe bei Querschnittsläsionen des Rückenmarks **170**, 399.
Pathologische Anatomie, wie sie ist und wie sie werden muß **159**, 24.
Penis, Dürcksche Fasern bez. elastischer Elemente **194**, 255.
— und Skrotum, Verwachsung **153**, 151.
Peptisches Magengeschwür, Autodigestion **184**, 360.
Periarteriitis nodosa bez. Angina staphylococc. septica **192**, 305.
— — **197**, 71.
Periartikuläre Verkalkungen **181**, 179.
Perikarditische Pseudoleberzirrhose **153**, 251.
Perikardknötchen und Sehnenflecke **165**, 248.
Periostosteoblasten, verlagerte bez. Knochenbildung **200**, 93.
Periostzellen, vita propria **155**, 428. **157**, 172.
Peritheliome, multiple, der Knochen mit Lymphosarkom der Lymphdrüsen (Kahlersche Krankheit) **200**, 101.
Peritonäum, Hernia retroperitonealis Treitzii **188**, 235.
Peritonäalepithel bei Einheilung von Fremdkörpern **152**, 403.
Peritonäale Lymphgefäße, selbständig gewordenes Netz **159**, 566.
Peritonäum, Genese des metastatischen Karzinoms **196**, 371.
Peritonitis, eitrige **162**, 501.
— bei eitriger Lymphangioitis des Ductus thoracicus **177**, 269.
Perkussion des Herzens **160**, 475.
— der Thymusdrüse **160**, 35.
Perlsuchtähnliche Tuberkulose des Menschen **177**, 570.
Permeabilität der Darmwand **200**, 321.
Perniziöse Anämie, Nieren **192**, 324.
Pest, latente und ambulatorische **179**, 337.
Pferde, Melanosarkomatose der Schimmel **198**, 1.
Pflanzliche Parasiten, Hefen bez. Neubildungen im Tierkörper **181**, 135.
Pfortader, hämangiomatöse Obliteration des Stammes und hepatopetale Kollateralbahnen **197**, 490.
Pfortaderthrombose, Entstehung **192**, 278.
Pfortader- und Lebervenenthrombose **183**, 102.
Pfropfbildung und Gerinnung **155**, 165.
Phagozytose bei venöser Stauung **156**, 375.
Pharyngitis keratosa punctata **189**, 275. **193**, 165.
Phlebektasie **180**, 161.
Phlebektasien, kavernöse, des Verdauungstraktus **184**, 171.
Phlebitis migrans **182**, 178.
Phlebosklerose **189**, 466.
Phlegmone emphysematosa, Bazillus **193**, 419.
Phlegmonöse Duodenitis **193**, 445.
Phosphorvergiftung bez. Leber **152**, 261.
— — —, Kaninchen **175**, 90.
Photographie, Mikro — mit ultraviolettem Lichte **183**, 343.
Physikalische Beschaffenheit des Menschen **157**, 90.
— Funktionsprüfung der Atmung **153**, 161.
Pigment, anthrakotisches, der Lunge, Einbruch in Blutgefäße **191**, 1.
Pigmentbildung im extraduralen Hämatom **174**, 475.
Pigmente, fetthaltige **177**, 248.
Pigmentfrage **177**, 401.

Pigment der braunen Lungenindura- tion **161**, 422.
— der Milz, Entstehung **160**, 378.
— — **160**, 473.
—, Lipochrom der Nervenzellen **162**, 534.
— der Nervensubstanz **197**, 39.
Pigmentierung und Zellgranula **190**, 134.
Pinealkörpergeschwülste **200**, 122.
Plasma- und Mastzellen **164**, 541.
Plasmazellenfrage **169**, 372.
Plasma- und Mastzellen bei Dermatitis exfoliativa **159**, 86.
Plasmazellen bez. Lymphozyten **165**, 365. **166**, 424.
— und Lymphozyten **169**, 428.
— bez. Magenkrebs **184**, 177.
— bez. progressiver Paralyse **198**, 280.
— Ursprung **175**, 198.
Plasmosomen in Leukozyten des Blutes und der blutbereitenden Organe **187**, 351.
— der Nierenepithelien **169**, 1.
Plastische Darstellung der Krebswucherung mittels Bornschen Plattenverfahrens **164**, 165.
— — des Karzinomaufbaues **164**, 570.
Plattenepithelkrebs der Gallenblase **154**, 559. **164**, 381.
Pleura, Chondromyxosarkom **189**, 1.
—, Fibrosarkoma myxomatodes **193**, 92.
—, intrapleuraler Druck beim gesunden Menschen **160**, 226.
—, Lufteinführung nach Bruststich **164**, 507.
—, Pneumothoraxtherapie **167**, 367.
Pleurageschwulst bez. aberrierenden Lungengewebes **176**, 180.
Pleuratumoren **196**, 341.
Pleuritis durch Aleuronat beim Kaninchen **163**, 84.
Pleuritis gummosa **187**, 347.
Pneumatosis cystoides **198**, 143.
Pneumokokken und Streptokokken, Differentialdiagnose **187**, 327.
Pneumokokkenendokarditis **163**, 141.
Pneumonie, Ausgang in Induration **156**, 164.
Pneumonia interstitialis und Leberatrophie im Kindesalter **192**, 254.
—, folgende Obliterationsprozesse in der Lunge **193**, 488.
Pneumonomykosis aspergillina **169**, 163.
Pneumothorax, Mechanik **161**, 569.
—, Therapie **167**, 367.
Pocken, Rezidive **173**, 575.
—, Schilddrüse **174**, 14.
Pocke, Geflügel— **174**, 86.
Polypöse Mischgeschwülste des Ösophagus **167**, 383.
Postmortale Pupillenveränderungen **173**, 172.
Präparate, Konservierung anatomischer — **174**, 193.
Processus vermiformis, angeborener Mangel **177**, 150.
— —, Divertikel **178**, 25.
Prostata, Drüsenformation **180**, 522.
Prostatahypertrophie, Ätiologie **178**, 279. **180**, 539.
—, Beginn **173**, 113.
Prostatakarzinome **158**, 568.
Proteolytisches Leukozytenferment bez. pathologischer Physiologie (Resorption, Autolyse, Fieber, Gerinnung) **194**, 342.
Protoplasma bei mechanischer Einwirkung **173**, 35.
Protozoen des Scharlachfiebers **179**, 485.
—, falsche, Zelleinschlüsse bei Variola **179**, 461.
Psammom **160**, 32.
— und Sarkom der Dura mater bez. Pacchionische Granulationen **170**, 429.
Psammome der Haut und des Unterhautgewebes **178**, 323.

Psammomähnliche Bildungen der Meningocelenwand **194**, 121.
Pseudohermaphroditismus femininus **181**, 1.
Pseudoleberzirrhose **153**, 251.
Pseudoleukämie, Stoffwechsel **151**, 22.
Pseudomegakolon bez. Darm- und Megakolon **198**, 119.
Pseudomelanose **152**, 418.
Pseudoochronose **160**, 148.
Pseudorachitische Knochenerkrankung beim Hunde **177**, 466.
Pseudotuberkulose im Dickdarm, enzystierte Amöben? **185**, 517.
Puerperale Sepsis bez. eisenhaltiger Bakterienzylinder der Niere. **188** 87.
Pulmonalarterie, Aneurysma **180**, 462.
—, Arteriosklerose **178**, 427.
Pulsionsdivertikel **162**, 22.
Pupillenveränderungen nach dem Tode **173**, 172.
Purinkörper in der Blutbahn **178**, 464.
Purinsubstanzen, Wirkung **174**, 359.
Pyämie durch Staphylokokken **166**, 212.
Pyelonephritis ascendens, Heilung **166**, 317.
Pylorus, Adenomyome **173**, 137.
Pylorushyperplasie als kongenitale Entwicklungsstörung **180**, 316. **181**, 199.
Pylorushypertrophie, gutartige **174**, 410.
Pylorusstenose, -hypertrophie, kongenital **189**, 512.
Pyocyaneus-Allgemeininfektion **183**, 405.
Pyometra **151**, 63.
Pyonephrose, Heilung **164**, 22.

Q.

Quecksilbereinspritzung bez. Aortaveränderungen **199**, 238.
Quergestreifte Muskulatur und Akromegalie **174**, 401.
— — bez. Akromegalie **179**, 571.
— —, netzförmige Anordnung **191**, 192.
— Muskeln, Entzündung **171**, 118.
— — bez. Fettinfiltration **158**, 170.
— Muskelfasern, Kerne **151**, 181.
— Muskeln, traumatische Nekrose u. Regeneration **198**, 374.
— Muskulatur an der Injektionsstelle des Schlangengiftes **179**, 36.
— Muskelfasern in der Uteruswand **151**, 52.
Quergestreifter Muskel an der Grenze bösartiger Geschwülste **161**, 115.
Querschnittsläsionen des Rückenmarks bez. Patellarreflexe **170**, 399.
Quetschung des Halsmarks bez. Fett im Muskel **185**, 478.

R.

Rachenraum, Sektion **157**, 339.
Rachenphlegmone bei Scharlach **167**, 92.
Rachitis der Affen **172**, 174.
— foetalis **166**, 192.
— bez. feiner Knochenstrukturen **186**, 321.
—, Verbreitung und Ätiologie, Statistik **186**, 1.
Rachitische Skelettveränderungen im Altertum und Mittelalter **193**, 519.
Reflexe und Meteorismus **186**, 125.
Reflex der Zehen (Babinski) **155**, 486.
Regeneration der Deckzellen am Epikard und Endokard **165**, 1.
— des Eierstockgewebes **160**, 95.
Regressive Veränderungen des Epiglottisknorpels und Folgen **193**, 270.
Regeneration der Harnblasenschleimhaut **178**, 65.
— des Knorpelgewebes **175**, 32.
— und Adenombildung der Leber bei akuter Atrophie **185**, 402.

Regeneration in der Leber **195**, 462.
— quergestreifter Muskeln **198**, 374.
— der Nerven **189**, 209.
— in einem Nervenstumpf **191**, 94.
— peripherischer Nerven und Degeneration **181**, 452.
— von Nierenepithelien **170**, 375. **171**, 557.
— der Pankreasgänge **195**, 555.
Rektumdefekt neben anderen Mißbildungen **199**, 401.
Rektum und Steißbein, Epithelzysten dazwischen **178**, 60.
Rektumstenose durch Karzinom und Myelom **191**, 70.
Rekurrensfieber, Spirillen, intrazelluläre Lage **198**, 346.
Renales Ödem bez. Arteriosklerose **196**, 313.
Renculus, Kystombildung **185**, 268.
Resorption des Amyloids **187**, 1.
— von Amyloid **193**, 549.
— bez. proteolytischen Leukozytenferments **194**, 342.
Retina, Gliom **161**, 338.
Retrograde Embolie bez. Leberabszesse **182**, 258.
Retrograder Transport im Venensystem **171**, 8.
Retroperitonäaldrüsen, amyloider Tumor **176**, 313.
Retroperitonäale Hernie (Treitz) **188**, 235.
Retropharyngeales Sarkom **157**, 329.
Rezidive bei Pocken **173**, 575.
Rhabdomyome des weiblichen Geschlechtsorgans **185**, 380.
Rhabdomyom des Hodens **171**, 418.
Rhabdomyosarkom **160**, 203.
Rhinosklerom, Hyalinkörperchen **167**, 443.
Riesenleberzellen bei angeborener Syphilis **182**, 237.
Riesenniere, fötale und Entwicklung der Niere **173**, 247.
Riesenwachstum und Aplasie des Ovariums bei Säugetieren **198**, 472.
Riesenwuchs des Daumens **178**, 504.
— und Zirbeldrüsengeschwulst **157**, 475.
Riesenzellenbildung in der Decidua **190**, 368.
Riesenzellenbildung in Kankroiden **156**, 62.
Riesenzellengenese bei Tuberkulose **200**, 346.
Riesenzellen, Histogenese **175**, 534.
— bei kongenitaler Leberlues **177**, 44.
— mit randständigen Kernen in Sarkomen **186**, 240. **187**, 195.
Riesenzellensarkom und Osteomalazie **165**, 189.
Rind, rudimentäre Lungenabschnitte **194**, 52.
Rinderperlsucht bez. Menschentuberkulose **177**, 570.
Rindertuberkulose bez. Infektion des Menschen **190 B**, 58.
— bez. latente Tuberkelbazillen in Lymphdrüsen **198**, 563.
Rotz, chronischer, beim Menschen **159**, 491.
Rückbildung, Atypische Formen der Kapillar— **165**, 123.
— an Talgdrüsen **197**, 530.
— gichtischer Tophi **171**, 361.
Rückenmark, absteigende Hinterstrangsdegeneration **179**, 1.
Rückenmarksabszesse **198**, 545.
Rückenmark, Chromatophorom **186**, 229.
—, Dermoide **154**, 274.
— Durchquetschung des Halsmarks bez. Fett im Muskel **185**, 478.
—, eitrige Myelitis **200**, 461.
—, Gliom bei allgem. Neurofibromatose **151 B**, 78.
—, multiple Gliome **158**, 64. 583.
—, Höhlenentstehung **182**, 520.
—, Querschnittsläsionen bez. Patellarreflexe **170**, 399.

Rückenmark, Strangdegeneration bei Karzinomatose seiner Häute **186**, 307.
—, Syringomyelie bei Akromegalie **190**, 1.
—, — **196**, 377.
—, Tumor cavernosus **172**, 429.
Rückenmarksläsion durch Dystokie **164**, 169.
Rückenmarkshäute, Ausbreitung der Entzündungen **197**, 314.
Rückenmarkswurzeln bez. Spinalganglien **175**, 381.
Rückfluß des Blutes bei Ischämie **153**, 306. 434.
Rudimentäre Lungenabschnitte beim Rinde **194**, 52.
Rumpfende, Eingeweidebrüche **164**, 1.
Ruptur der Speiseröhre **162**, 114.
Russelsche Körperchen **193**, 121.
— — bez. weibliche Genitalien **199**, 482.

S.

Säbelscheidentrachea alter Leute **179**, 15.
Saktosalpinx und Tuboovarialzysten **155**, 220.
Salizylaldehyd, antiseptisch **157**, 416.
Samenblasen **168**, 467.
Samenblasentuberkulose, Frühformen **183**, 92.
Samenleiter, Verlagerung bez. Gewebsveränderung **180**, 484.
Sarkomstroma **165**, 238.
Sarkomtransplantation b. weißer Ratte **167**, 175.
Sarkome angioplastique **169**, 220.
Sarkom und Psammom der Dura mater bez. Pacchionischer Granulationen **170**, 429.
— der Dura mater bez. Trauma **173**, 380.
— am Hals, retropharyngeal **157**, 329.
— der Haut und Haarwechsel **153**, 421.
Sarkoma idiopathicum cutis (Kaposi) **167**, 58.
Sarkome der Ileozökalgegend **162**, 487.
Sarkomatose der Intima in Strumen **164**, 199.
Sarkom des Magens **173**, 156. **183**, 146.
Sarkome und Endotheliome des Magens **195**, 341.
— des Mediastinum, Nebenhoden usw **155**, 388.
—, myoblastische **187**, 265.
Sarkom auf narbig-lupösem Boden **151 B**, 272.
— beider Nieren mit chromaffinen Zellnestern **182**, 282.
Sarkome des Ösophagus **162**, 256.
Sarkoma medullare oesophagi **198**, 526.
Sarkom des Pankreas, primäres **193**, 395.
Sarkome mit Riesenzellen mit randständigen Kernen **186**, 240. **187**, 195.
Sarkom und Karzinom in einer Schilddrüse beim Hunde **195**, 169.
— der Speiseröhe **194**, 446.
— des Uterus **154**, 250.
Säugetierovarium, Aplasie und Riesenwachstum **198**, 472.
Säugetiertuberkulose bez. Vogeltuberkulose **190 B**, 246.
Säuglinge bei Kakke-Dyspepsie **155**, 316.
Schädel, abnorm weite Foramina parietalia angeboren **200**, 359.
Schädelaufsägen **170**, 366.
Schädelbasisgeschwulst **199**, 471.
Schädelkapazität **159**, 248. 288. 367.
Schädelbasis-Sektionsmethode **163**, 179.
Schädelöffnung, Technik **163**, 154.
Schädel, angeborener Weich- und Lückenschädel **197**, 167.
Schädelasymmetrie bei fötaler Chondrodystrophie **189**, 12.
Schädelteratom mesodermalen Ursprungs **153**, 71.

Schädel, Usur mit Verkalkung der Pachymeninx **198**, 271.
Schafe, Traberkrankheit **153**, 89.
Scharlach, nekrotisierende Entzündung der Speiseröhre und des Magens **167**, 92.
Scharlachfieber, Protozoen **179**, 485.
„Schatten" der Harnsäurekristalle **153**, 147.
Schaumorgane und Gangrène foudroyante **168**, 185. **176**, 368. **177**, 175.
Schaumphlegmone, Bazillus **193**, 419.
Schaumzellentumor der Haut **179**, 550.
Scheidewand des Herzens, Defekte **181**, 51.
Scheinzwitter, weiblicher **181**, 1.
Schilddrüse **153**, 1. **154**, 177. 569.
—, Physiologie **176**, 260.
— bez. akuter Anämie **158**, 29.
— als entgiftendes Organ **158**, 495.
—, bösartige Epithelgeschwülste **197**, 240.
—, epitheliale Formen der Struma maligna **189**, 69.
—, Fehlen der — bez. Knochenwachstum und Skelettveränderungen **184**, 56.
—, Flimmerzyste **200**, 452.
— bei Infektionskrankheiten **166**, 373.
Schilddrüsen-„Kolloid" **167**, 490.
Schilddrüse, Mangel und vikariierende Zungenstruma **187**, 58.
— bei Nervendurchschneidung **170**, 170.
— bez. Nervendurchschneidung **171**, 555.
Schilddrüsenausfall bez. Nierenveränderungen **166**, 403.
Schilddrüse bei Pocken **174**, 14.
— beim Hunde mit Sarkom und Karzinom **195**, 169.
—, Struma mit Kautschukkolloid **185**, 416.
—, Struma nodosa **186**, 422.
Schilddrüse bei letalen Verbrennungen **191**, 42.
— mit Zellhaufen der Gl. parathyreoidea **188**, 181.
—, intrathyreoideale Zellhaufen der Parathyreoidea **191**, 63.
Schilddrüsenbau in Knochentumoren **170**, 464.
Schilddrüsenexstirpation bez. Organveränderungen **170**, 229.
Schilddrüsenvergrößerung bei Haustieren **196**, 107.
Schilddrüsen, Neben — **174**, 413.
Schimmel, Melanosarkomatose **198**, 1.
Schistosomiasis japonica, parasitäre Endemie **193**, 323.
Schistosomum japonicum **197**, 425.
Schlangengift bez. quergestreifter Muskulatur **179**, 36.
Schleimbildung im Darm **194**, 515.
Schleimbildendes Zystadenom der Harnblase **196**, 350.
Schleimzone des Magen- und Darmepithels vor und nach der Geburt **180**, 99.
Schrumpfnieren ohne Arteriosklerose **188**, 527.
Schwangerschaft, ovarielle **183**, 54.
Schwanzähnliche Bildungen und kongenitale Lipome **193**, 109.
Schwarzwasserfieber, Ätiologie und Pathogenese **174**, 509.
Schwanzende menschlicher Föten, Abnormitäten **180**, 334.
Schwefelstoffwechsel beim Menschen **166**, 364.
Schweiß, englischer, Geschichte **158**, 188.
Schweißdrüsengeschwulst **175**, 312.
Sehnenflecke des Perikards **165**, 248.
Seifenzysten der Mamma **156**, 151.
Sekretion der Magendrüsen bez. Elektrizitätswirkung **180**, 238.
— — — bez. Störungen der Innervation und Kanalisation **194**, 32.

Sekretion, innere, bez. Pankreasmorphologie **168**, 91.
Sekretkörnchen der Nebennieren **192**, 494. **193**, 551.
Sektion, Funktionsprüfung der Mitralklappe **169**, 159.
— des Nasenrachenraums **157**, 339.
—, private, im Jahre 1591 **196**, 576.
Sektionsmethode für Nase, Orbita, Epipharynx, Basis cranii **163**, 179.
Sektionstechnik für gynäkologisch wichtige Fälle **193**, 545.
—, Schädelaufsägen **170**, 366.
Sepsis puerperalis bez. eisenhaltiger Bakterienzylinder der Niere **188**, 87.
Septum ventriculorum cordis bez. Aneurysma sinus Valsalvae aortae **182**, 167.
Serosaadhäsionen, Entstehung **160**, 365.
Serosadeckzellen, Pathologie **162**, 94.
Serosa, fibrinöse Entzündungen **162**, 443.
Seröse Exsudate, Zellen **177**, 28.
— Häute, Entzündung **167**, 161.
Sesambeine bei Hyperdaktylie **178**, 164.
Siderosis und siderofere Zellen **161**, 284.
—, hämatogene, der Leber **188**, 469.
Sinus uro-genitalis, Persistenz **151**, 63.
Sirenenbildung (Sympus apus) **171**, 284.
Situs viscerum inversus **156**, 115.
Skapula, Chondrosarkom **168**, 265.
Skelettveränderungen bez. Athyreosis **184**, 56.
— durch Rachitis im Altertum und Mittelalter **193**, 519.
Sklero e der Aortenklappen **176**, 472.
Skorbut **194**, 151.
Skrotum mit epithelialer Fistel **173**, 392.
— und Penis, Verwachsung **153**, 151.
Sonnenstich **165**, 15.
Spaltbildungen des mittleren Stirnfortsatzes **162**, 340.
Spaltung des Gesichts, angeborene **163**, 126.
Spaltbildungen und Hemizephalie **169**, 29.
Speicheldrüsenamyloid, Entwicklung und Resorption **187**, 1.
Speicheldrüsen bei Verlegung des Ausführungsgangs **175**, 299.
Speicheldrüsen, Mischgeschwülste **168**, 233.
—, Mischtumoren **189**, 337.
Speicheldrüse (submaxillare), Pathologie **188**, 395.
Speichel- und Tränendrüsenlymphomatose **185**, 117.
Speichel- und Tränendrüse, symmetrische Erkrankung **176**, 90.
Speiseröhre, Divertikeldisposition **176**, 457.
—, nekrotisierende Entzündung bei Scharlach **167**, 92.
—, Ruptur **162**, 114.
—, Sarkom **194**, 446.
Spermatogenese **151**, 402.
Spermatozoen, Trockenpräparate **159**, 173.
Spezifizität der Koaguline bez. Gerinnung des Blutes **176**, 10.
Spina bifida **176**, 427.
— — mit Entwicklungsstörung im Kleinhirn **182**, 498.
Spinalganglien bez. hintere Rückenmarkswurzeln **175**, 381.
—, Struktur **152**, 298.
Spinalganglienzellen nach Nervendurchschneidung **173**, 466.
Spirochaete pallida und Spirillum Obermeieri, bez. intrazellulärer Lagerung **198**, 346.
Splenomegalie und Bantische Krankheit **172**, 108.
—, familiäre **187**, 125.
—, **197**, 91.

Spontanheilung epithelialer Geschwülste **175**, 507.
Staphylokokkenpyämie **166**, 212.
Staphylokokkenmykosis der Haut bei Diabetes mellitus **174**, 29.
Staphylokokkensepsis nach Angina bez. Periarteriitis nodosa **192**, 305.
Staphylomykosis des Kniegelenks **152**, 459.
Stase nach Versuchen am Pankreas **199**, 1.
Statistik über die Ausbreitung der Rachitis **186**, 1.
—, Tuberkuloseheilung **160**, 426.
Statistische und kasuistische Mitteilungen aus dem Kopenhagener Krankenhaus **192**, 361.
Staubinhalationskrankheiten **164**, 367.
Staubinhalationskrankheit durch Aspergillus **169**, 163.
Staubinhalation bei Kindern **200**, 207.
Stauung bez. antibakteriellen Vermögens der Blut- und Gewebeflüssigkeiten **156**, 329.
— bez. Phagozytose **156**, 375.
—, Biersche, bei Streptokokkeninfektion am Kaninchenohr **194**, 79.
Stauungsleber, idiopathische **169**, 337.
— **188**, 98.
Steißbein, Epithelzysten vor dem — **178**, 60.
Stenose des Ductus choledochus bez. biliärer Leberzirrhose **193**, 213.
— des Pylorus, kongenitale, mit Ösophagushypertrophie **189**, 512.
— des Rektum durch Karzinom und Myelom **191**, 70.
Sterilisierte Luft, Einfluß auf Tiere **162**, 515.
Sternzellen, Kupffersche, der Leber **196**, 1.
Stickstoff bei verschiedenen Krankheiten **179**, 405.
Stirnfortsatz, Mißbildungen **162**, 340.
Stirn- und Kieferhöhlen, Erkrankungen und Untersuchungsmethoden **161**, 580.
Stoffwechselversuche bei schweren Anämien **159**, 221.
Stoffwechsel bei Chlorose **176**, 375.
— bei Leukämie **151**, 22. **152**. 107.
— bei Pseudoleukämie **151**, 22.
Strangdegeneration des Rückenmarks bei Karzinomatose seiner Häute **186**, 307.
Streptokokken und Pneumokokken, Differentialdiagnose **187**, 327.
Streptokokkeninfektion bez. Bierscher Stauung **194**, 79.
Stroma in Sarkomen **165**, 238.
Struma, Blutgefäßendotheliom und Knochenmetastasen **151 B**, 115.
—, glykogenhaltige **155**, 532.
—, Intimasarkomatose **164**, 199.
— mit Kautschukkolloid und Tumoren mit ähnlichen Massen **185**, 416.
— nodosa, Histogenese **186**, 422
— der Langerhansschen Inseln **177 B**, 123.
— maligna, Epitheliale Formen **189**, 69.
— — mit hyalinähnlichen kollagenen Kugeln **182**, 374.
— ovarii colloides **173**, 538.
Stützgerüst des Zentralnervensystems **157**, 127. 197.
Subkutane Adrenalinwirkung **194**. 114.
— Fettgewebsnekrose **193**, 510.
— Myelomeningozele **176**, 427.
— und periartikuläre Verkalkungen **181**, 179.
— Wurmgeschwulst (Filaria volvulus) **196**, 84.
Sublimatvergiftung bez. Niere und Darm beim Kaninchen **182**, 445.
Submaxillare Speicheldrüse, Pathologie **188**, 395.
Supravitale Granulafärbung bei Ätzkeratitis **175**, 46.
Symbiose zweier Fäzesbakterien **163**, 365.

Symmetrische Erkrankung der Tränen- und Speicheldrüse **176**, 90.
Sympathische Ganglien des Magens bei Krankheiten **180**, 246.
Sympus apus (Sirene) **171**, 284.
„Syncytium“-haltige Hodentumoren **190**, 381.
Synostosis suturae sagitallis **188**, 248.
Synthese des Fettes am überlebenden Organ **174**, 338. **178**, 169.
— — — bez. kernloser Zellen **189**, 282.
Synzytiumendotheliom der Lymphdrüsen **198**, 422.
Syphilis, historisch **162**, 371.
Syphilitische Aortitis **177**, 508.
Syphilis bez. Aorta **178**, 406.
— und Aortenaneurysma **171**, 177.
— der Aortenmedia **170**, 257.
— des Dünndarms **199**, 131.
— des Gefäßsystems **168**, 456.
—, Gehirnarterienerkrankung **164**, 355.
— des Herzens **171**, 369.
— des Hodens bez. elastischen Gewebes **165**, 469.
Syphilis (?) bei großknotiger Lebertuberkulose **188**, 21.
— congenita, Riesenzellen in der Leber **177**, 44.
— —, Riesenzellen der Leber **182**, 237.
— des Magens und Darmes **155**, 507.
Syphilitische Mastdarmgeschwüre **154**, 46.
Syphilis congenita, Nebennieren **173**, 519.
Syphilitische Antikörper bei Paralyse (Wassermannsche Reaktion) **188**, 166.
Syphilis, gummöse Pleuritis **187**, 347.
—, Spirochaeten, intrazelluläre Lage **198**, 346.
—, viszerale **158**, 274.
— congenita, viszerale Form, bes. am Magendarmkanal **159**, 179.
Syringomyelie bei Akromegalie, ohne Hypophysisveränderungen **190**, 1.
— und Syringobulbie **196**, 377.

T.

Talgdrüsen, Rückbildung **197**, 530.
Talgdrüsenadenom beim Hund **199**, 82.
Taubheit, traumatische **189**, 188.
Technik, dreifache Färbung für Zellen und Gewebsschnitte **185**, 359.
—, Dreifachfärbung **193**, 547.
— der Sektion für gynäkologisch wichtige Fälle **193**, 545.
— — — der Nase, Orbita, Epipharynx Basis cranii **163**, 179.
— der Schädelöffnung **163**, 154.
—, ultramikroskopische Untersuchungen **179**, 195.
—, Amyloidfärbung **180**, 346.
—, Konservierung gefärbter Amyloid-Organe **159**, 570.
—, haltbare Amyloidpräparate **180**, 359.
— der Weigertschen Elastinfärbung **170**, 285.
— der Elastinfärbung **172**, 517.
—, chemische Reaktion der Fettgewebsnekrose **161**, 194.
—, Fixierung fetthaltiger Flüssigkeiten **164**, 164.
—, Konservieren und Färben der Harnsedimente **169**, 161.
—, Fixation für Muskelglykogen **200**, 73.
—, neue Färbung der Neuroglia **160**, 358.
—, Mikrophotographie mit ultraviolettem Lichte **183**, 343.
—, Trockenpräparate von Spermatozoen **159**, 173.
Teleangiektatische Geschwulst im Gehirn **153**, 401.
Teleangiektasien der Leber **156**, 37.

Teratom, intrakranielles **153**, 71.
— der Thyreoidea **181**, 101.
Thomsonsche Krankheit (Myotonia congenita) **163**, 380.
Thrombose bei Chlorose **152**, 337.
— der Lebervenen und Pfortader **183**, 102.
— der Pfortader, Entstehung **192**, 278.
—, vergleichende Untersuchungen **185** 160.
Thrombus venae cavae infer. carcinomatosus **157**, 183.
Thymusdämpfung **160**, 35.
Thymusdrüse, Fettgehalt **167**, 310.
—, Hyperplasie bei Morbus Addisonii **200**, 399.
Thymusdrüsenkanäle bez. Hassallscher Körperchen **172**, 368.
Thyreoidea von Kretinen und Idioten **180**, 51.
—, Osteochondrosarkom **171**, 34.
Thyreoideasarkom einer Ratte, Transplantation **167**, 175.
Thyreoideateratom **181**, 101.
Tibiadefekt, kongenital **163**, 227.
Tierisches Eiweiß bez. Aorta und parenchymatöse Organe des Kaninchens **198**, 248.
Todesursache bei artfremder Blutinjektion **196**, 92.
Todesfälle, postoperative bez. Chromaffinsystems **198**, 93.
Tod durch Ertrinken **178**, 157.
—, Pupillenveränderungen nach dem Tode **173**, 172.
Todesursache in Basel, Trunksucht **193**, 290.
Tod durch Verbrennung, Ätiologie **180**, 367.
— — —, experimentell **183**, 377.
Tollwut **188**, 428.
Toluydendiaminvergiftung bez. Blutkörperchen **168**, 399.
Tonsille am Gaumen eines Hundes mit eigenartigen Zellen **194**, 46.
Tonsillen mit Knorpel und Knochen **177**, 387.
Tonsillartumoren, gutartige **182**, 91.
Tophi, gichtische, Bildung und Rückbildung **171**, 361.
Totgeboren, Mißbildungen der Lungen **187**, 244.
Toxische Graviditätsmyelitis **184**, 329.
Traberkrankheit der Schafe **153**, 89.
Trachea, lokales Amyloid **160**, 583.
—, multiple Osteome der Schleimhaut (Tracheopathia osteoplastica) **200**, 433.
—, säbelscheidenförmige, bei alten Leuten **179**, 15.
Trachealfistel bez. Atresie des Ösophagus **192**, 112.
Traktionsdivertikel des Ösophagus **167**, 16. **178**, 351. **179**, 190. 403. **184**, 403. **192**, 126.
Tränen- und Speicheldrüsenlymphomatose **185**, 117.
Tränen- und Speicheldrüse, symmetrische Erkrankung **176**, 90.
Transplantation von Knochen **191**, 80.
— eines Sarkoms der Thyreoidea bei einer weißen Ratte **167**, 175.
— von Tumoren **172**, 345.
Traumatische Aneurysmen der Aorta **183**, 440.
— Nekrose und Regeneration quergestreifter Muskeln **198**, 374.
Trauma und Dura mater-Sarkom **173**, 380.
Traumatische Taubheit **189**, 188.
Traumatizismus und Infektion **162**, 163.
Traumatische Erkrankungen des Pankreas **181**, 276.
Trikuspidalis, Mißbildungen **171**, 298.
Trockensubstanz im Blut und Exsudaten **179**, 405.
Tropenmalaria und Akklimatisation **155**, 322.
Tropenkrankheiten, der Frambösia ähnliche **168**, 443.

Trunksucht als Todesursache in Basel **193**, 290.
Tubenwucherungen, adenomatöse **172**, 394.
Tuben, Adenomyome und Zysten der Adnexe **169**, 44. 183.
Tuberkel, Histogenese **169**, 372.
— der Intima in kleinen Lungenarterien **191**, 403.
Tuberkelähnliche Knötchen durch Eier von Schistosomum japonicum **197**, 425.
Tuberkelbazillen, latente, bei generalisiert tuberkulösen Rindern **198**, 563.
—, Weg von der Mundhöhle zur Lunge **184**, 1.
Tuberkulose, Häufigkeit, Lokalisation und Ausheilung **160**, 426.
—, akute allgemeine miliare, Entstehung **179**, 283.
— und Blutströmung. Experimentelle Nierentuberkulose **192**, 383.
—, chronische, bez. Muskelentartung **161**, 410.
—, experimentelle **174**, 1.
— bez. Immunisation **190 B**, 134. 541.
—, Immunisierung **190 B**, 1.
—, kongenitale, und Tuberkelbazillenübertragung **181**, 150.
— des Meerschweinchens, infarktartige Bildungen in der Milz **198**, 501.
— des Menschen, Perlsucht ähnlich **177**, 570.
—, gleichzeitig im selben Organ mit Tumor **193**, 370.
— der Achseldrüsen bei Mammatumoren **171**, 472.
— der Affen **190 B**, 196.
— der Arterien **186**, 135.
— des Auges **190 B**, 90.
— des Bauchfells, bez. Entzündungslehre **179**, 498.
Tuberkulöse Gastritis **167**, 424.
Tuberkulose des Gelenkknorpels **163**, 265.
— bez. Malakoplakie der Harnblase **184**, 469.
Tuberkulose des Hodens bez. elastischen Gewebes **165**, 469.
— des Larynx **165**, 498.
— der Hypophysis bei einer Zwergin **182**, 219.
— der Leber, großknotige, mit Syphilis (?) kombiniert **188**, 21.
— — —, lokalisierte **188**, 177.
— der Lungen, Ätiologie **167**, 116.
— der Lunge, Komplikationen **197**, 332.
Tuberkulöse Meningitis bez. Ependym der Hirnventrikel **160**, 85.
Tuberkulose, miliare, und Leukämie **162**, 283.
—, primäre der Nebenhoden, Ätiologie **180**, 179.
Tuberkulöse Nephritis **165**, 42.
Tuberkel in der Niere, Genese **186**, 145.
Tuberkulose der Parotis, Genese der Riesenzellen **200**, 346.
— des Rindes, Übertragung auf Menschen **190 B**, 58.
— der Samenblasen, Frühformen **183**, 92.
— der Vögel bez. Säugetiere **190 B**, 246.
Tuberkelbazillen, Verbreitung in den Organen und im Blut der Phthisiker **197**, 332.
Tuberkulosegruppe säurefester Bakterien, histologische Differentialdiagnose **160**, 324.
Tuboovarialzysten **151**, 260. **155**, 220.
Tumoren am Endokard **199**, 162.
Tumor, seltener kongenitaler am kleinen Finger **151 B**, 97.
Tumoren, maligne, an den Genitalien **154**, 363.
— mit Kautschukkolloid ähnlichen Massen **185**, 416.

Tumoren mit eosinophilen Leukozyten **161**, 1.
—, multiple maligne **183**, 160.
—, multiple Primär— **184**, 201.
—, maligne, Multiplizität bez. Metaplasie **196**, 335.
— der Pleura **196**, 341.
—, Transplantation **172**, 345.
Tumor, gleichzeitig im selben Organ mit Tuberkulose **193**, 370.
Tumorförmiges Amyloid der oberen Luftwege **160**, 583.
Typhus abdominalis mit Glomerulonephritis **163**, 360.
Tyrosin als Spaltungsprodukt der Eiweißkörper **158**, 288.

U.

Überlebendes Organ, Fettsynthese **174**, 338. **178**, 169.
Ultramikroskopische Untersuchungen **179**, 195.
Ultraviolettes Licht für Mikrophotographie **183**, 343.
Unterbindung der Arteria hepatica und des Ductus choledochus bez. Leberveränderung (Kaninchen) **175**, 90.
— der Vena renalis bez. Nierenveränderungen **185**, 293.
Unterhaut, Psammome **178**, 323.
Unterhautverkalkungen **181**, 179.
Uratablagerungen in Hahnlebern **156**, 195.
Ureterverdoppelung **187**, 408.
Ureterverschluß und Zystenniere **186**, 25.
Urethralschleimhaut des Mannes bez. lymphoiden Gewebes **180**, 108.
Urethralsekret, gonorrhoisches, mit einkernigen Zellen **164**, 72.
— bei Gonorrhoe mit Lymphozyten **187**, 309.
Urobilin **153**, 154.
Urogenitalapparat, heterotope mesodermale Geschwülste **187**, 471.
—, Mißbildung **185**, 363.
Ursprung der Lungenanthrakose **187**, 183.
Usura cranii bez. Verkalkung der Pachymeninx **198**, 271.
Uterus cysticus **163**, 107.
Uterusdrüsen, Epithelveränderungen **166**, 276.
Uterus, elastische Fasern **170**, 169.
— gravidus bez. elastischen Gewebes **169**, 240.
— von Neugeborenen und Kindern **156**, 94.
—, Knochen in der Zervix **167**, 81.
Uterusmyom bez. multipler Tumoren beider Nieren **181**, 338.
Uterus myomatosus mit Blutgefäßendotheliom **190**, 177.
Uteruswand mit quergestreiften Muskelfasern **151**, 52.
Uterus, Pyometra **151**, 63.
Uteruswand, Blutgefäße **191**, 456.
Uteruswucherungen, adenomatöse **172**, 394.
Uterus, Adenoma malignum cervicis **154**, 1.
—, Adenomyom des Ligamentum rotundum **158**, 556.
—, Haemangioendethelioma intravasculare **171**, 18.
—, „chronische Metritis“ **196**, 502.
—, Myome **158**, 524.
Uterussarkom **154**, 250.

V.

Vagina, Atresie **151**, 63.
—, Metastasen bei Uteruskrebs **154**, 1.
—, Zysten **187**, 47.
Variabilität der Leukozyten **174**, 41.
Variköse Geschwulst der Bauchwand **155**, 396.

Varikös-kavernöse Geschwülste des Septum atriorum **187**, 368.
Variola, Zelleinschlüsse, falsche Protozoen **179**, 461.
Varizen, Pathogenese **180**, 130.
— der Vena saphena bez. Gefäßnervensystem **179**, 373.
Vasomotorische Gefäßnerven **183**, 1.
Venen, Phlebektasie **180**, 161.
—, Phlebitis migrans **182**, 178.
—, Phlebosklerose **189**, 466.
Venenthrombose der Leber **183**, 102.
Venen, Pfortaderthrombose, Entstehung **192**, 278.
Venae pulmonales, Kreuzung bei Mißbildung des Herzens **193**, 252.
Venen bez. rückläufigen Transports von Geschwulstteilen **151**, 69.
Venensystem, retrograder Transport **171**, 8.
Vena renalis, Arrosion bei Magengeschwür **173**, 204.
— — Unterbindung bez. Nierenveränderungen **185**, 293.
Vena saphena-Varizen bez. Gefäßnervensystem **179**, 373.
Venenthrombus, Karzinommetastase **157**, 183.
Venöse Stauung bez. antibakteriellen Vermögens der Blut- und Gewebeflüssigkeiten **156**, 329.
— — bez. Phagozytose **156**, 375.
Verbreitung der Rachitis **186**, 1.
Verbrennungstod, Ätiologie **180**, 367.
—, experimentelle Untersuchungen **183**, 377.
Verbrennungen bez. Schilddrüse **191**, 42.
Verbrühung **197**, 324.
Verdauung, eigne des Pankreas **158**, 126.
Verdauungstraktus, Kavernöse Phlebektasien **184**, 171.
Verdoppelung der Speiseröhre **190**, 78.
Verdoppelung des Ureters **187**, 408.
Verdünnung und Verdichtung der Luft bez. Tierkörper **170**, 264.
Verflüssigung der Bindegewebsfasern **163**, 44.
Vergiftung mit Kali chloricum **190**, 92.
— mit Lysol **185**, 132.
Vergiftungen, bez. Milztumor **161**, 461.
Vergiftung mit Phosphor bez. Leber **152**, 261.
Vergleichende Morphologie der farblosen Blutzellen **168**, 353.
Verhornende Krebsmetastasen bei Gallenblasenkrebs **154**, 559.
Verkalkung der Kaninchenaorta nach Adrenalininjektion **181**, 363.
Verkalkte Gewebe, Eisengehalt **167**, 318.
Verkalkung der Media der Extremitäten bez. Arteriosklerose **171**, 141.
— — — der Extremitätenarterien **191**, 402.
— bez. lokale Bleisalzwirkung **198**, 401.
— von Herzmuskelfasern **159**, 361.
— von Gewebe bez. Metallfärbungen **180**, 362.
— der Pachymeninx bei Usura cranii **198**, 271.
Verkalkungen, subkutane und periartikuläre **181**, 179.
Verlagerung der Genitalien bez. Gewebsveränderungen **180**, 484.
— von Periostosteoblasten bez. Knochenbildung **200**, 93.
Vermehrung erkrankter Lymphdrüsen **194**, 320.
Verödung der Nierenkörperchen **171**, 243.
Vikariierende Zungenstruma bei Athyreosis **187**, 58.
Virchow, Nachruf von v. Recklinghausen **171**, 2.
Viszerale Syphilis **158**, 274.
— Form der Syphilis congenita, bes. am Magendarmkanal **159**, 179.

Vitale Färbung der Blutplättchen **171**, 181.
— Granulafärbung bei Ätzkeratitis **175**, 46.
— Färbung, Leukozyten **178**, 478.
Vogeltuberkulose bez. Säugetiertuberkulose **190 B**, 246.
Vulva, Nebennierengeschwulst-Metastase **194**, 17.

W.

Wachsartige Umwandlung der Muskelfasern **186**, 64. **195**, 93. **200**, 22.
Wachstumsenergie der bösartigen Geschwülste **186**, 478.
Wandermilz **197**, 91.
Wanderzellenbildung in der Hornhaut **158**, 1.
Wärmebildungsort bei Gehirnstichfieber **169**, 501.
Warzenförmige Angiome der Haut **189**, 433.
Wassermannsche Reaktion bei Paralyse **188**, 166.
Wassersucht der Haut, Lokalisation, bei Nierenentzündung **155**, 587.
Weich- und Lückenschädel **197**, 167.
Weigertsche Elastinfarbstoffe **189**, 17.
Widerstandskraft bez. Altersgesetz **187**, 163.
Wirbelsäule, Gefäßgeschwulst **172**, 324.
Wolfsrachen **197**, 16.
Wurm (chronischer Rotz) beim Menschen **159**, 491.
Wurmfortsatz, angeborener Mangel **177**, 150.
—, Divertikel **178**, 25.
—, Epityphlitis als hämatogene Infektion **197**, 548.
—, Histologie **185**, 483.
Wurmgeschwulst, subkutane (Filaria volvulus) **196**, 84.
Wurzel, hintere, der Spinalnerven, Durchschneidung bez. Spinalganglienzellen **173**, 466.

X.

Xanthinablagerungen in Hahnlebern **156**, 195.

Y.

Yohimbin **153**, 292.

Z.

Zahngranulome mit eignen Zellformen **200**, 89.
Zahnpulpa, Struktur nach Nervendurchschneidung **187**, 516.
Zapfenförmige Fortsätze am Kleinhirn **151**, 513.
Zehenreflexe (Babinski) **155**, 486.
Zellen, Altersveränderungen der Ganglienzellen **190**, 124.
— im Auswurf und Exsudat **158**, 297.
—, Bildungen **157**, 106.
— des Blutes in Nekrobiose, ihre Gestalt und Färbung **173**, 485.
—, Deckzellen der serösen Häute **162**, 94.
—, Bildung von Riesenzellen in der Dezidua **190**, 368.
— des Eiters, Struktur und Granulierung **172**, 179.
— — — und seröser Exsudate **177**, 28.
Zellformen, „entzündliche“ **190**, 134.
Zellen, Fettkörnchenzellen **163**, 1.
—, kernlose bez. Fettsynthese **189**, 282.
—, Ganglienzellen im Gehirn, Altersveränderungen **191**, 168.
—, spinale Ganglienzellen bei Durchschneidungen von Nerven und hinteren Wurzeln **173**, 466.
—, Ganglienzellen bei Insolation **195**, 544.
—, eigenartige, in der Gaumentonsille eines Hundes **194**, 46.
—, Glykogen in Kernen von Leberzellen **194**, 439.
—, einkernige, im gonorrhoischen Urethralsekret **164**, 72.

Zellen, großzellige Herde in den Milzfollikeln bei Diphtheritis und anderen Affektionen **159**, 137.
—, Zwischenzellen des Hodens **194**, 1.
—, kleinzellige Infiltration der Haut **184**, 149.
Zelle, Jodgehalt **170**, 501. **176**, 1.
Zellen des Knochenmarks, Granula, bez. Leukozyten **167**, 231.
Zelle, Struktur der Leberzelle **193**, 174.
Zellen, chromatische Veränderungen und Struktur der Leukozyten **195**, 1.
—, Variabilität der Leukozyten **174**, 41.
—, Lymphozyten bei Gonorrhoe und uninukleäre Leukozyten. Kugelkerne **187**, 309.
—, blasige, in Milzknötchen **197**, 291.
— mit Myelin **167**, 296.
— im Myelom **183**, 115.
Zellhaufen in Nävi der Haut **166**, 40.
Zellen des Periosts, Vita propria **155**, 428. **157**, 172.
—, Plasma- und Mastzellen **164**, 541.
—, Unnasche Plasmazellen bez. Lymphozyten **165**, 365. **166**, 424.
—, Plasmazellen und Lymphozyten **169**, 428.
—, — bez. Magenkrebs **184**, 177.
—, — bei progressiver Paralyse **198**, 280.
—, Ursprung der Plasmazellen **175**, 198.
—, Plasmosomen der Leukozyten im Blut und in blutbereitenden Organen **187**, 351.
—, Histogenese sogen. Riesenzellen **175**, 534.
—, Riesenleberzellen bei angeborener Syphilis **182**, 237.
—, Genese der tuberkulösen Riesenzellen **200**, 346.
—, siderofere **161**, 284.
—, die Kupfferschen Sternzellen der Leber **196**, 1.
—, vergleichende Morphologie der Leukozyten **163**, 303.
—, vergleichende Morphogie der farblosen Blutzellen **168**, 353.
Zelleinschlüsse bei Variola, falsche Protozoen **179**, 461.
Zellformen im großen Netz des Kaninchens **179**, 209.
— bei Zahngranulomen **200**, 89.
Zellgranula bez. hämatogener Pigmentierung **190**, 134.
Zellhaufen der Parathyreoidea innerhalb der Schilddrüse **191**, 63.
Zellkern, biologische Autonomie **153**, 158.
Zellenprotoplasma bei mechanischer Einwirkung **173**, 35.
Zentralkörperchen in Gliomen **171**, 226.
Zentralnervensystem, Stützgerüst **157**, 127, 197.
Zerebrales und meningeales Cholesteatom **184**, 255.
Zerebrospinalflüssigkeit, Abfluß aus der Nase **161**, 328.
— bei Paralyse mit Wassermannscher Komplementbindung **188**, 166.
Zerreißungen der Aorta **183**, 440.
Zinkeinspritzung bez. Aortaveränderung **199**, 238.
Zirbeldrüsengeschwulst und Riesenwuchs **157**, 475.
Zirkulationsveränderungen bez. Fettschwund **172**, 72.
Zirrhose und multiple Adenombildung der Leber **159**, 290.
— und Adenomatose der Leber **165**, 540.
— der Leber bez. Alkoholismus **184**, 304.
— — —, biliäre bez. Stenose des Ductus choledochus **193**, 213.
— bez. Blutkapillaren der Leber **188**, 484.
— der Leber und Blutkrankheiten **177**, 435.
—, hypertrophische, der Leber **158**, 387.
— der Leber im Kindesalter **192**, 266.
— — — bez. Milztumor, Aszites, Ikterus **187**, 111.

Zirrhose der Leber bez. Pankreas **196**, 466.
— — —, perikarditische Pseudo— **153**, 251.
— des Pankreas **183**, 228.
Zittern **155**, 591.
Zuckerausscheidung nach Adrenalininjektion und bei künstlichem Fieber **174**, 383.
Zuckergußleber **153**, 251.
Zuckerkrankheit bez. Lipämie, Fettembolie und Fettthrombose **155**, 571.
Zuckerharnruhr, Pathologie **171**, 547.
Zungenstruma bei Athyreosis **187**, 58.
Zwerchfell, Chondrom **156**, 188.
Zwergwuchs, familiärer, im Hochgebirgstal **187**, 105.
Zwerg mit Hypophysistuberkulose **182**, 219.
Zwillinge, Erblichkeit **170**, 151. 305.
Zwischenzellen des Hodens **194**, 1.
Zwitter, Pseudohermaphroditismus femininus **181**, 1.
Zylinder, eisenhaltige Bakterien- der Niere bei puerperaler Sepsis **188**, 87.
Zylindrom **160**, 203.
Zystadenom der Harnblase mit Schleimbildung **196**, 350.
— der Oberkieferhöhle **190**, 421.
Zystadenome des Pankreas **182**, 110.
Zysten, Abdominal— **167**, 29.
Zystenbildung in Angiomen **151**, 381.
Zystenbildungen am Darm, Ösophagus, Milz, Hals **158**, 345.
Zysten (Dermoid-) am Genitalsystem **168**, 250.
— der weiblichen Genitaladnexe **169**, 44, 183.
— des Infundibulum cerebri **199**, 542.
Zystenleber **164**, 270.
Zysten der Leber und Aneurysma arteriae hepaticae **194**, 71.
Zystische Degeneration der Lymphdrüsen **155**, 465.
Zysten der Mamma, Seifen— **156**, 151.
Zystadenom der Mamma beim Manne **165**, 550.
Zysten der Mamma mit butterähnlichem Inhalt **179**, 76.
— im Mesenterium auf embryonaler Anlage **190**, 217.
— der Milz **164**, 32. 50.
— — —, Genese **194**, 306.
Zyste der Nebenniere **172**, 472.
Zysten der Nebennieren, doppelseitige **200**, 151.
Zyste, multilokuläre, des Netzes **188**, 138.
Zysten der Niere, Chyluszysten **161**, 44.
Zystenbildungen der Niere und Harnwege **185**, 52.
Zysten der Niere **186**, 341.
— in der Niere, Entwicklungsstörungen **188**, 551.
Zystennieren **175**, 442.
Zystenniere und Ureterverschluß **186**, 25.
Zyste mit Flimmerepithel des Ösophagus **153**, 26.
Zysten des Ovarium, sog. Dermoid— **156**, 1.
— der Ovarien **161**, 311.
— des Ovarium **166**, 256.
— des Pankreas **177 B**, 154.
— zwischen Rektum und Steißbein **178**, 60.
Zyste mit Flimmerepithel in der Schilddrüse **200**, 452.
Zysten an Tuben und Eierstock **151**, 260.
— der Tuben und Ovarien **155**, 220.
Zystenuterus **163**, 107.
Zysten der Vagina **187**, 47.

C. Davidsohn.

FSC
www.fsc.org
MIX
Papier | Fördert
gute Waldnutzung
FSC® C083411

Zeitfracht Medien GmbH
Ferdinand-Jühlke-Straße 7
99095 Erfurt, Deutschland
produktsicherheit@kolibri360.de